毒だらけ

病気の９割はデトックスで防げる！

葉子クリニック院長
内山葉子［著］

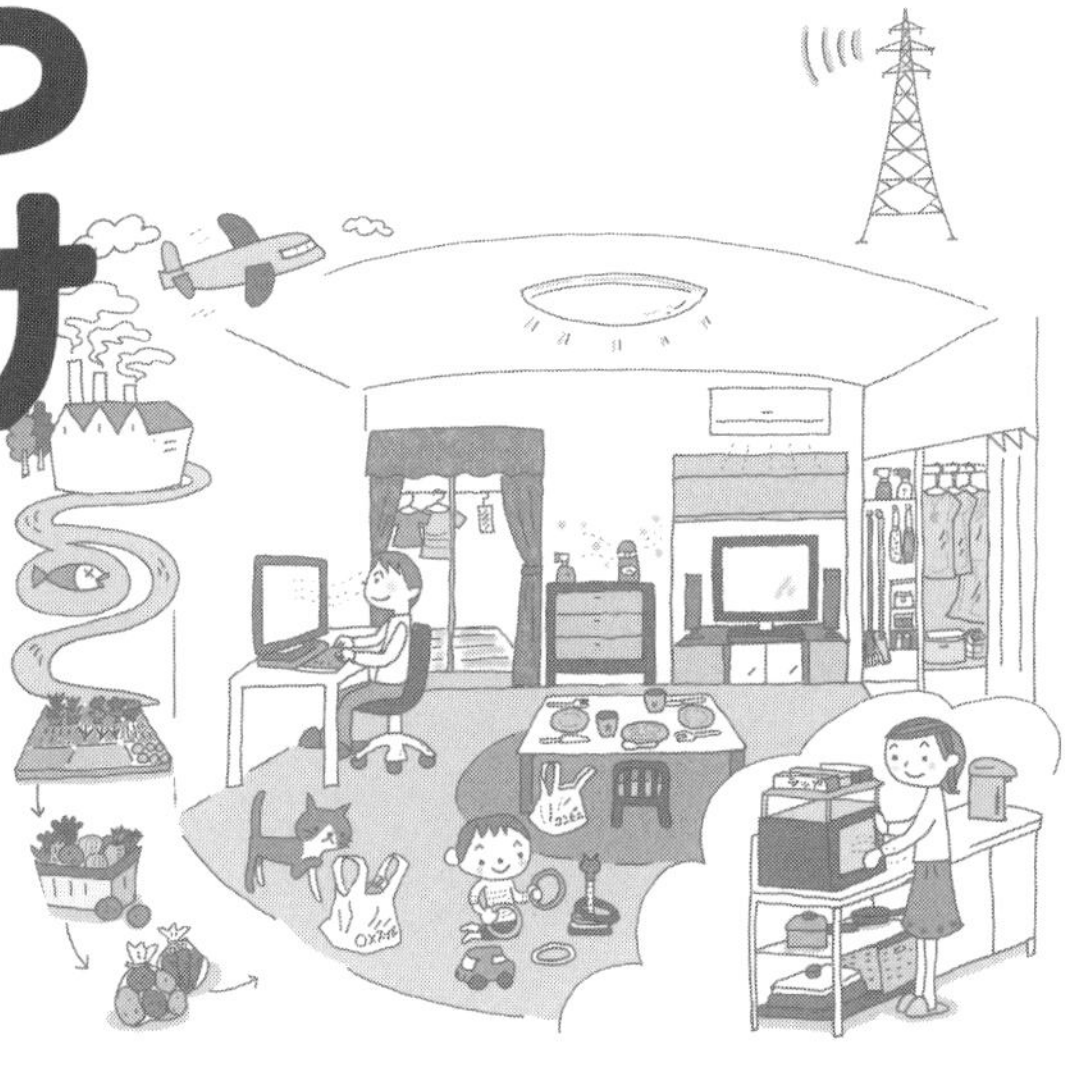

評言社

まえがき

「草食系男子」といわれる、自分から女性へアプローチしない男性や結婚しない男性が増えています。バブルがはじけて景気が低迷したことが原因ともいわれています。給料が安くて養えないから、2人目の子どもはつくらないなどともいわれていますが、本当でしょうか。このことだけで、男性に元気がないことの説明になるのでしょうか。

男性の不妊も増えています。自閉症は圧倒的に男児が多い。引きこもりも圧倒的に男性が多いのです。これら男性の弱体化は、本当に社会経済の影響によるものでしょうか。

一方、女性はとても積極的になってきています。社会進出も増え、政界のトップに女性が就くようにもなりました。「肉食系女子」といわれることもあります。

じつは、これらの原因の一つに、私たちが生活するあらゆるところに存在している化学物質があるのです。今、私たちは、じつに2千万種類以上の化学物質に囲まれているという現実があります。さらに、毎年数千単位で新しい化学物質が生まれています(安全性が保証されていないまま)。

これらはわかっているだけでも、化粧品では少なくとも5千種類、食べものには3千2百種類以上、農薬には5百種類以上、そしてさまざまな商品に1万種類以上……。私たちはこれだけ多くの化学物質に毎日さらされているのです。

これらの化学物質が日常的に検査されることは、まずありません。特殊な仕事に就く人で、有害物質が蓄積されていないかどうかの検査が行われることはありますが、実際に存在する有害物質のうち1％未満の物質しか検査されていないので、実際はどんな物質がどの程度私たちの体に蓄積されているか見当がつかないのです。

化学物質の何がどのように悪いのでしょうか？　なんとなく体に悪そうだと思っていても、具体的にどう悪いかはあまり知られていません。

ほとんどの化学物質は体内の酵素の働きを阻害したり、女性ホルモン様作用をするのです。そのせいで、体調不良や男性の女性化などが起こっているのです。

有害物質が私たちの体に及ぼす影響ははかりしれません。ほとんどの病気は、これら有害物質が体に蓄積することによって起こります。細胞が本来の機能を失い、細胞同士の情報の交換ができなくなったり、細胞内の老廃物を排泄できなくなったり、栄養を摂れなくなったために起こると考えていいのです。

また、ウイルスや細菌、真菌（カビ）、微生物、寄生虫などからの感染症は、それらの病原性によって起こると思われがちですが、すべての人に感染して発症するわけではありません。同じ場所にいても感染する人・しない人、同じ物を食べても食中毒を発症する人・しない人がいます。その人の体の状態によるのです。

つまり、細胞が有害物質によって、病原物質を排泄できなかったり排除できないことで、免疫力が低下したり、アレルギー反応が出やすい体になったりするのです。

この感染症は、抗生物質や抗カビ剤、解熱剤やステロイドなどで無理に抑え込んでも、根本的な解決にはなりません。大切なのは、私たちの体の内部環境を浄化し、細菌やカビにとって棲みにくい環境をつくり、体内に棲みつかせない、増殖させないことなのです。

私たちの体には、知らない間に、出す量よりも多くの毒がたまっています。その毒がたまった体をもった親から生まれた子どもたちの体は、すでにダメージを受けている可能性があるのです。ダメージがある体では、以前は問題がなかったものにまで反応が出たり、少量でも症状が現れたりすることも多くみられるようになります。

今の子どもたちは体質的に弱い、自分の世代にはこんなにたくさんのアレルギーの子どもはいなかった、急に切れたり落ち着かない子どもが増えた、原因不明の体調不良の人が増えた、うつなどの精神疾患が増えた……これらの健康や病気の問題は、有害物質の影響が少なからず関係しているのです。

私が申し上げていることを大げさだと感じている人、今はまだ大丈夫、自分は関係ないだろうと感じている人にこそ、自分の身のまわりにある有害物質を見直し、なるべく避けて、毒出しを促すことで、健康な次の世代を送り出す手伝いをしてほしいのです。

この本は順番通りに読む必要はありません。読みたいところから読んでいただいてかまいません。まず、知ることが大切です。

第Ⅰ章はどういうところに有害物質が存在し、いかに私たちに影響をするかを知ってもらうための説明です。それらをすでに知っている方は、第Ⅱ章の安全に解毒する具体的な方法から読んでください。今までの解毒方法と少し違うと感じていただけたら幸いです。第Ⅲ章はさまざまな有害物質について個別に説明しています。辞書のように使っていただいてもいいですし、特に知りたい項目だけピックアップして読んでいただいてもいいと思います。

有害物質を完全に避けて生きることは不可能ですし、する必要もありません。「毒だらけ」の日常生活のなかで、ちょっとした工夫をこらし、一つでも「毒出し」を実行していくことで、より健康で充実した生活を送ることができるのです。

２０１７年11月

内山 葉子

目次◎毒だらけ——病気の9割はデトックスで防げる!

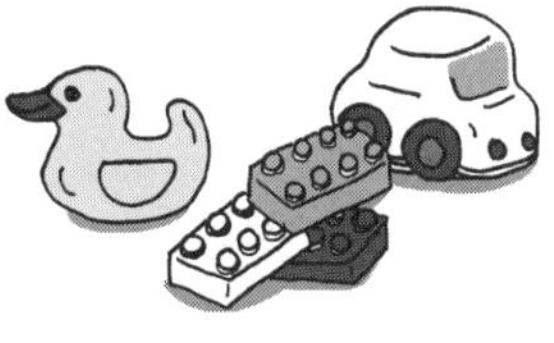

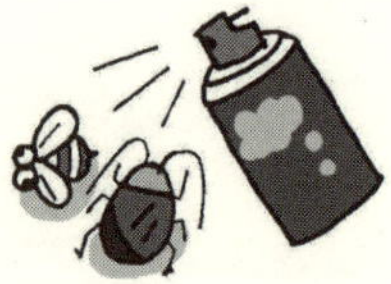

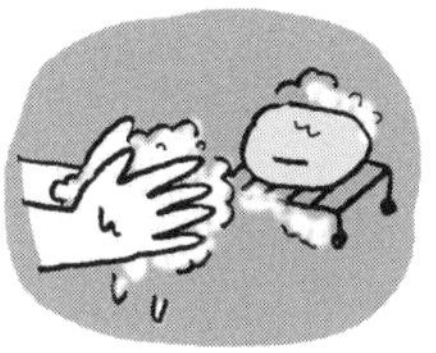

イラストレーション　いなのべいくこ

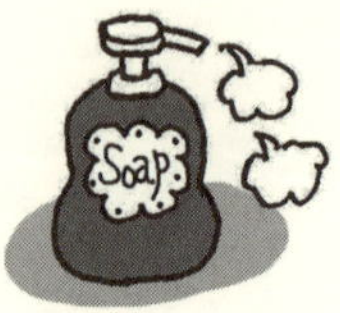

第Ⅰ章

あなたの周りは有害物質だらけ

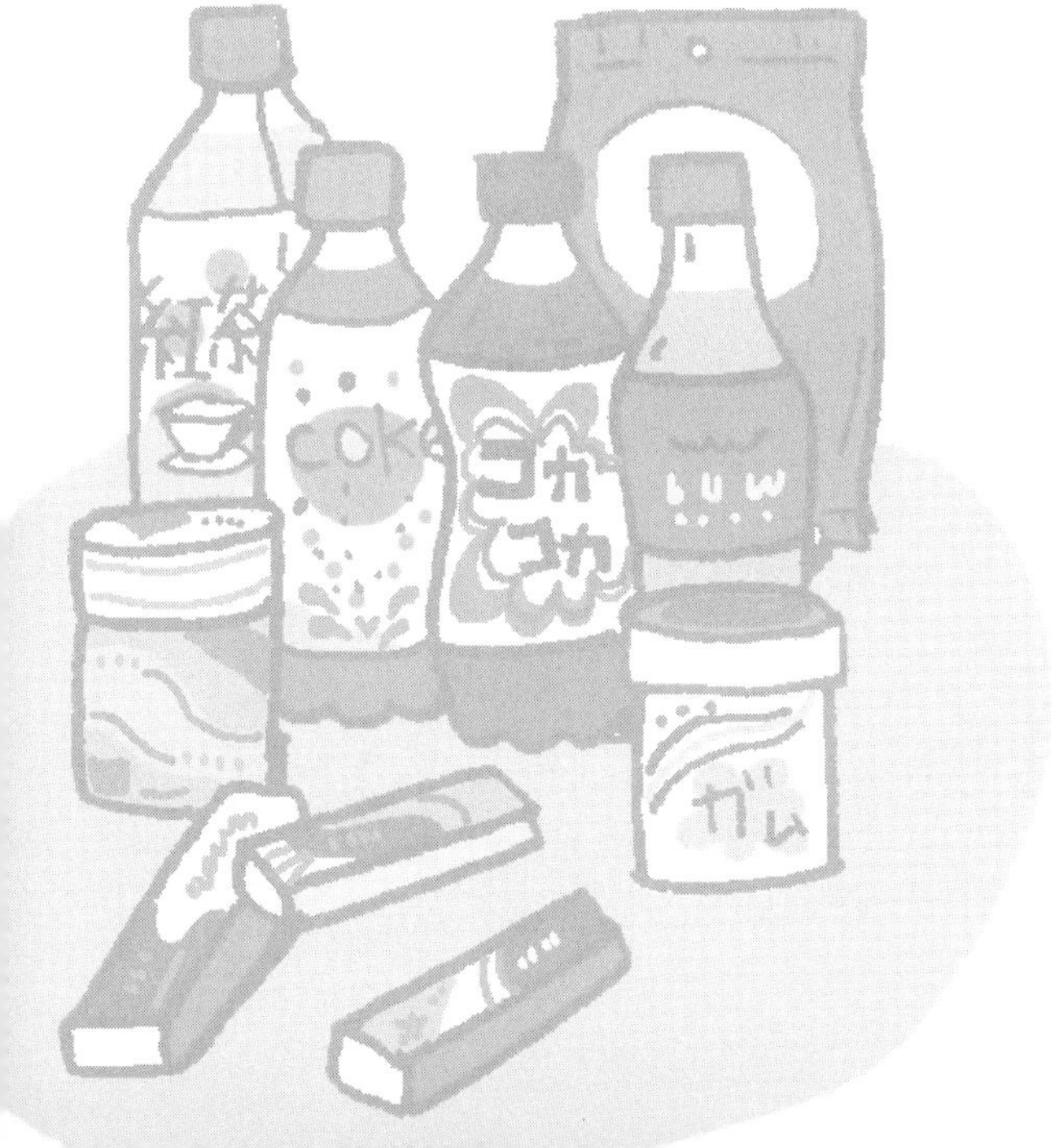

1　毒は誰にでも存在する

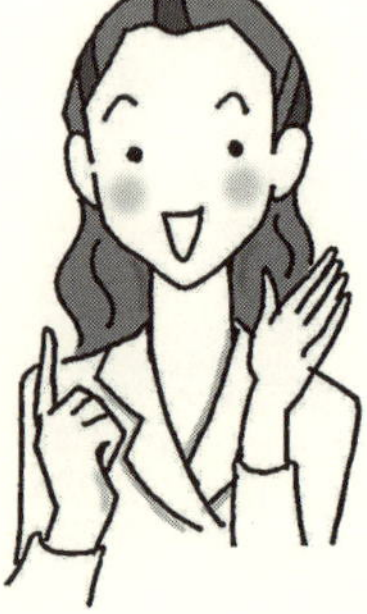

〝毒〟はどんな人の体の中にも存在しています。

「毒なんて自分の体にはたまってない」

「だって、何の病気もないし、どこも調子悪くない」

「なんとなく体調が悪いのは年のせい……」

そう思っている方もいるでしょう。また、

「今の世の中、行政の規制もしっかりしているし、きちんとした国産のものを買えば大丈夫」

「原材料として使用されている化学物質の表示ラベルをきちんと見ているから大丈夫」

「添加物は摂りすぎたらいけないけど、少量なら大丈夫」

だと思っていませんか。

私たちは「測れない」「測らないもの」には無関心になりがちです。世界には数千万種類におよぶ化学物質が存在していますが、これらのうちで、有害性が立証されているものはほんの一部です。また、体にどれだけ蓄積されているかの測定はされていません。

しかし化学物質には、ｐｐｂやｐｐｔなど１００万分の１の単位であっても人体に影響するものがあります[1]。

赤ちゃんは胎内から毒にさらされている

２００４年、アメリカのエンバイロメンタル・ワーキング・グループの調査で、衝撃的な事実が明らかになりました。10人の赤ちゃん（公害地域の居住者や障害をもった子たちは除かれている）のへその緒を集め、４１３種類の化学物質について調査したところ、２８７種類の化学物質が検出され、１人当たり平均２００種類存在していたというのです。これはあくまで４１３種類の物質に対する検査結果なので、調べる物質の数がもっと多ければ、さらに多くの種類の化学物質が検出されたはずです。

検出された２８７種類の化学物質のうち、

●２１２種類の化学物質は30年以上前から禁止されていた物質。すでに生産・販売・使用が中止になった物質がいまだに多く残っているということです。土壌への残留や人体への蓄積が長期にわたるとともに、排泄の難しさを物語っています。

●180種類の化学物質には発がん性があり、217種類が脳や神経系に有毒で、208種類が先天異常または発達異常を引き起こすことが知られているもので、その他、ホルモンバランスを壊す物質や免疫系へのダメージ、不妊症などの原因とされる物質でした。これらはほんの少量でも人体への影響が大きいものです。また知られている害は単独での影響であって、それらが何百種類も同時に体に入るとどうなるのかはほとんど研究されていません。

●化学物質が含まれている具体的な物品は、プラスチック製品、テフロン加工のものや防炎加工剤、防汚・防油として使用される物質や農薬の副産物などでした。

　赤ちゃんが胎内にいるときに母親が有害物質にさらされると、〝毒〟は胎盤を通り胎児に届いてしまいます。赤ちゃんは〝小さい大人〟ではありません。赤ちゃんの脳は**発達段階**にあって、発達段階の脳は外部刺激に対して敏感な状

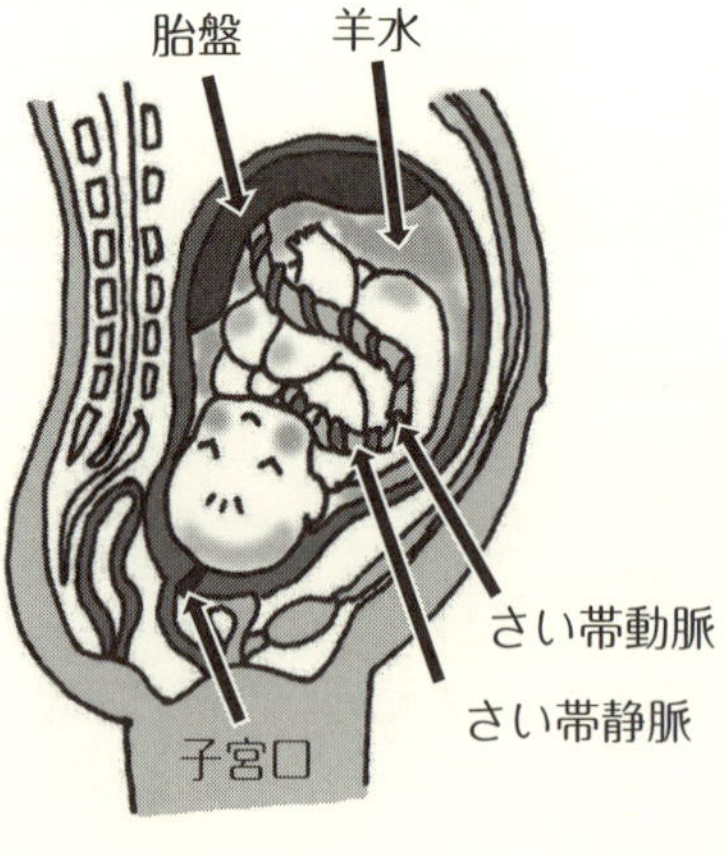

態なのです。

母乳からも多くの有害物質が伝わります。**赤ちゃんは脳をはじめ多くの臓器が未熟で、有害物質に対してとても無防備な状態**なのです。また、排泄機能も整っていません。ほんの少しの毒が大きな影響を及ぼすのです。

これはへその緒を通しての結果です。この赤ちゃんたちは直接毒に触れているわけではないのです。出生後は、さらに水、土、空気、衣・食・住、おもちゃなどに接していきます。

では、長い年月のあいだ生活している私たち大人の体には、どれだけの毒がたまっているのでしょうか。想像してみるだけでぞっとしますね。

毒は次の世代にも受け継がれていく

化学物質の胎児・乳児への影響については、日本でもさまざまな機関で研究が進んでいます。地域によって多少の違いはありますが、多くの有害物質が検出・報告されています。そのなかで、子どもが生まれてから8歳まで追跡した北海道での調査[2]では、次のようなことがわかっています。

●ポリ塩化ビフェニル（ＰＣＢ）やダイオキシンの濃度が高かった母親からは、低体重の子どもが生まれやすく、生後6か月で特に男児での運動発達障害が認められました。さらに、特に男児で中耳炎を起こしやすいことがわかりました。

●有機フッ素化合物の濃度が高かった母親から生まれた子は、特に女児に低体重が多くみられました。

有害物質が母親の体内に多く取り込まれた場合、生まれた子へ影響があることがわかっています。この研究結果のように、低体重で生まれるということは、臓器が未熟であり、さまざまなリスクがあるということです。例えば、腎臓では、ネフロン（腎臓の中にある基本的な機能の単位で、糸球体という血液から尿を濾し出す場所とそれに続く尿細管のことで、片腎に１００万個ずつあるといわれている）の数が少なくなります。すると、排泄能力が低くなり、有害物質が入ったときに影響を受けやすくなります。

また、中耳炎になりやすいということは、治療のために小さい頃から抗生物質など多くの薬剤にさらされている危険があるということです。このことによって、肝・腎障害、腸内環境の変化が起こり、さらに別の病気が発症する可能性もあるのです。

おそろしいのは、このような症状は、**有害物質の影響を直接受けた人だけでは終わらない**ということです。土壌、大気、母体などにこのような物質が残ることで、**次の世代へも影響を及ぼす**のです。

さらに、私たちの遺伝子レベルにおいてエピジェネティクス的な変化（環境因子によって遺伝子の表現型が変わる）を与え、次の世代、その次の世代にも影響を及ぼすことで、どんどん弱い遺伝子となり、生殖能力を失っていくような状況が潜んでいるのです。このまま何も気にせずに有害物質に侵された生活を続けていけば、いつか人類は滅びてしまうでしょう。

まず毒の本当のおそろしさを知ること

さまざまな病気になるのは、ウイルスや病原菌、あるいは加齢によるもの、病気になりやすい家系だから、などと思っているものが、じつは有毒物質による可能性があるのです。**私たちの生活に潜んでいる有害物質に気づき、その本当の怖さを知り、できる対処を知ることが大切**なのです。

フランスの組織学者クラウド・ベルナール（Claude Bernard）は、次のような言葉を残しています。

「細菌はささいなもの、生体環境がすべてなのだ――」

細菌や微生物などによって、多くの人が体調を崩しています。例えば、マイコプラズマやカビ、クロストリジウム属菌など、原因不明とされる長期の体調不良の要因としてさまざまな微生物があげられています。

また、肺炎や化膿性疾患などは、細菌の感染との因果関係がはっきりしています。さらに、線維筋痛症や慢性疲労症候群、副腎機能不全や甲状腺機能低下症、自閉症や発達障害、過敏性腸症候群や潰瘍性大腸炎、アルツハイマー病やパーキンソン病、多発性硬化症や自己免疫疾患、歯周病、メタボリック症候群、糖尿病や動脈硬化、腎炎なども感染症との関連が指摘されています。

ならば、その原因菌が悪いのでしょうか。

そうではありません。ベルナール博士は、「**原因は細菌そのものでなく、微生物が増えるのに好条件な〝すみか〟となった患者の内部環境に問題がある**」といっているのです。

化学物質に囲まれた添加物まみれの食事をしていると、有害物質が体内に蓄積され、本来の細胞の機能が十分働かなくなります。排泄（排便、排尿、発汗）がうまくいかなくなり、体が酸性に傾いて、生体の防御能が機能しないことによって、病気を起こしているというのです。

さらに博士は、「抗生物質や微生物を駆除する薬やサプリメントは根本的な治療ではない。**根本治療は内部環境を浄化すること**で、悪い微生物がすみにくい体にしていけばいいのだ」といっています[3]。

つまり、私たち自身で悪い微生物がすみにくい体にしていくことが必要になるのです。

2　増え続ける難病と不妊症

ここで、厚生労働省の患者調査からいくつかの疾病の罹患傾向を見てみましょう。

アルツハイマー病については、この10年で3千人が53万人と177倍にも増加しています。自閉症では7・5倍、うつ病は5・6倍です。病気の名前が知られてきた、病気を疑って病院に行く人が増えた、なども理由の一つの可能性がありますが、それだけでしょうか。

発達障害、自閉症に関する厚生労働省のデータによると、小学児童において2002年からの2年間と

疾患別総患者数

潰瘍性大腸炎	3万人(1993年)　→	8万人(2014年)〈2.7倍〉
甲状腺障害	25万人(1993年)→	44万人(2014年)〈1.8倍〉
アルツハイマー病	3千人(1993年)　→	53万人(2014年)〈177倍〉
自閉症	4千人(1990年)　→	3万人(2014年)〈7.5倍〉
乳がん	9万人(1990年)　→	21万人(2014年)〈2.3倍〉
前立腺肥大	17万人(1990年)→	51万人(2014年)〈3倍〉
うつ病	13万人(1993年)→	73万人(2014年)〈5.6倍〉
糖尿病	149万人(1990年)→	317万人(2014年)〈2.1倍〉

(厚生労働省「平成26年(2014)患者調査」)

２００８年からの2年間で、多動症での治療薬服用が84％増加し、向精神病薬の使用は58％増加しています。また文部科学省の調査では、発達障害の可能性がある児童生徒は全体の６・５％を超えるとされています。

アメリカでは15歳までの子どものなかで、68人のうち１人が自閉症スペクトラムと診断されており、これは10年前の2倍です。ただし、これは統計上の数値であって、実際には20人に１人程度はいるといわれています。

このままの勢いで推移すると、２０３２年には２人に１人が自閉症になることになります。特に男児で多い傾向（男女比８：１）にあるため、ほとんどの男児が自閉症となる可能性があるのです。ほんとうに人類が滅びてしまうかもしれません。

増え続ける自閉症（米国における自閉症スペクトラムの割合）

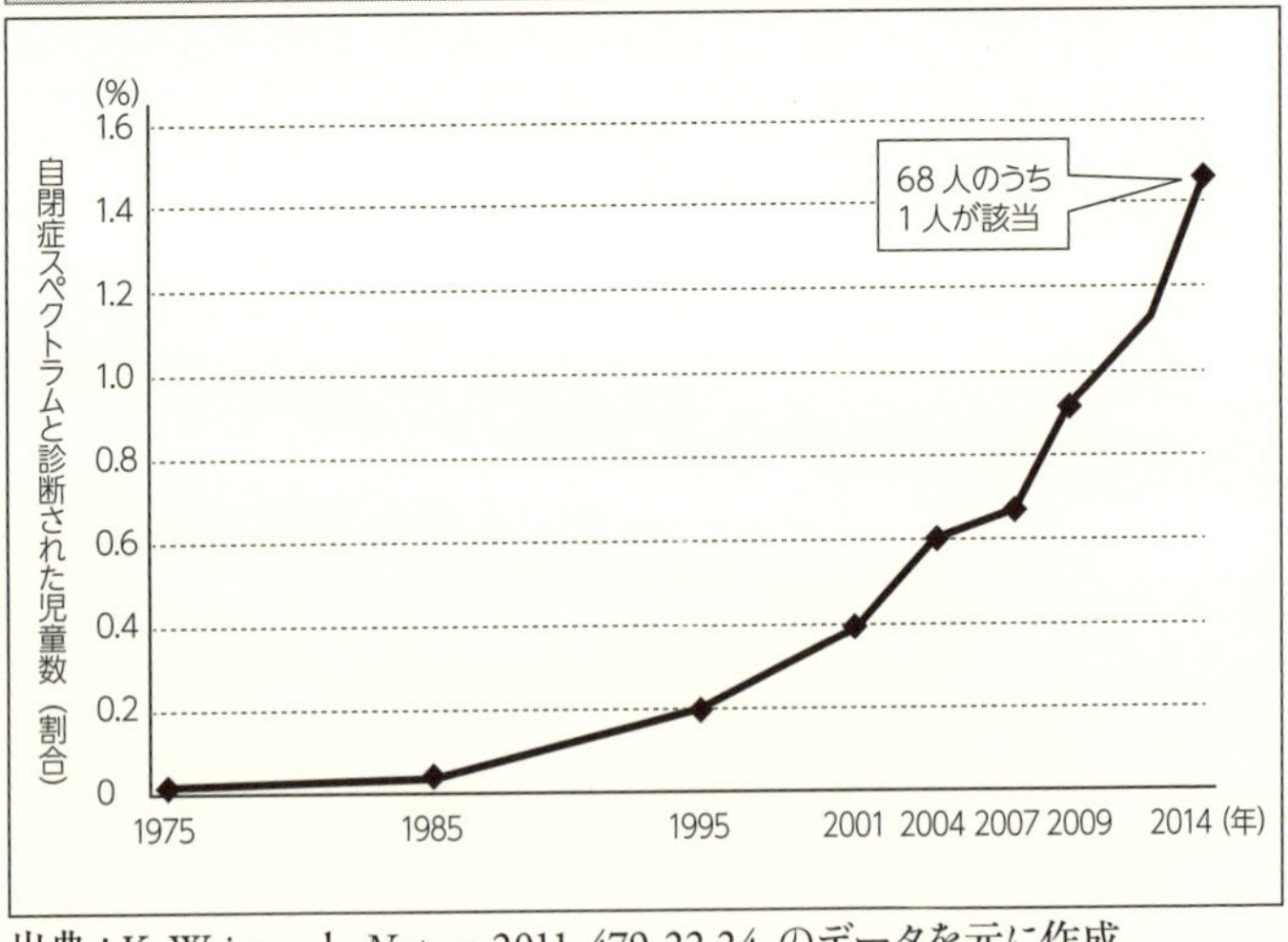

出典：K. Weintraub, *Nature* 2011, 479, 22-24. のデータを元に作成

有害物質の影響は不妊にも

不妊症で悩む夫婦が増えています。体外受精の割合は2004年では1・64％でしたが、2010年で2・7％となっています。

体外受精が増えている背景には、医療技術の発達や晩婚化・高齢出産化、女性の社会進出などがあるといわれていますが、実際は別のところにも理由があると考えられます。

それは、生殖能力の低下です。つまり、女性のみでなく、無精子症、精子の異常、勃起不全、性欲の減退など、男性側が原因となる不妊も非常に増えているのです。

また女性側は上記の生殖器の疾患に加えて、卵巣機能不全、排卵障害、卵管閉塞など、原

長期的な人口の推移と将来推計

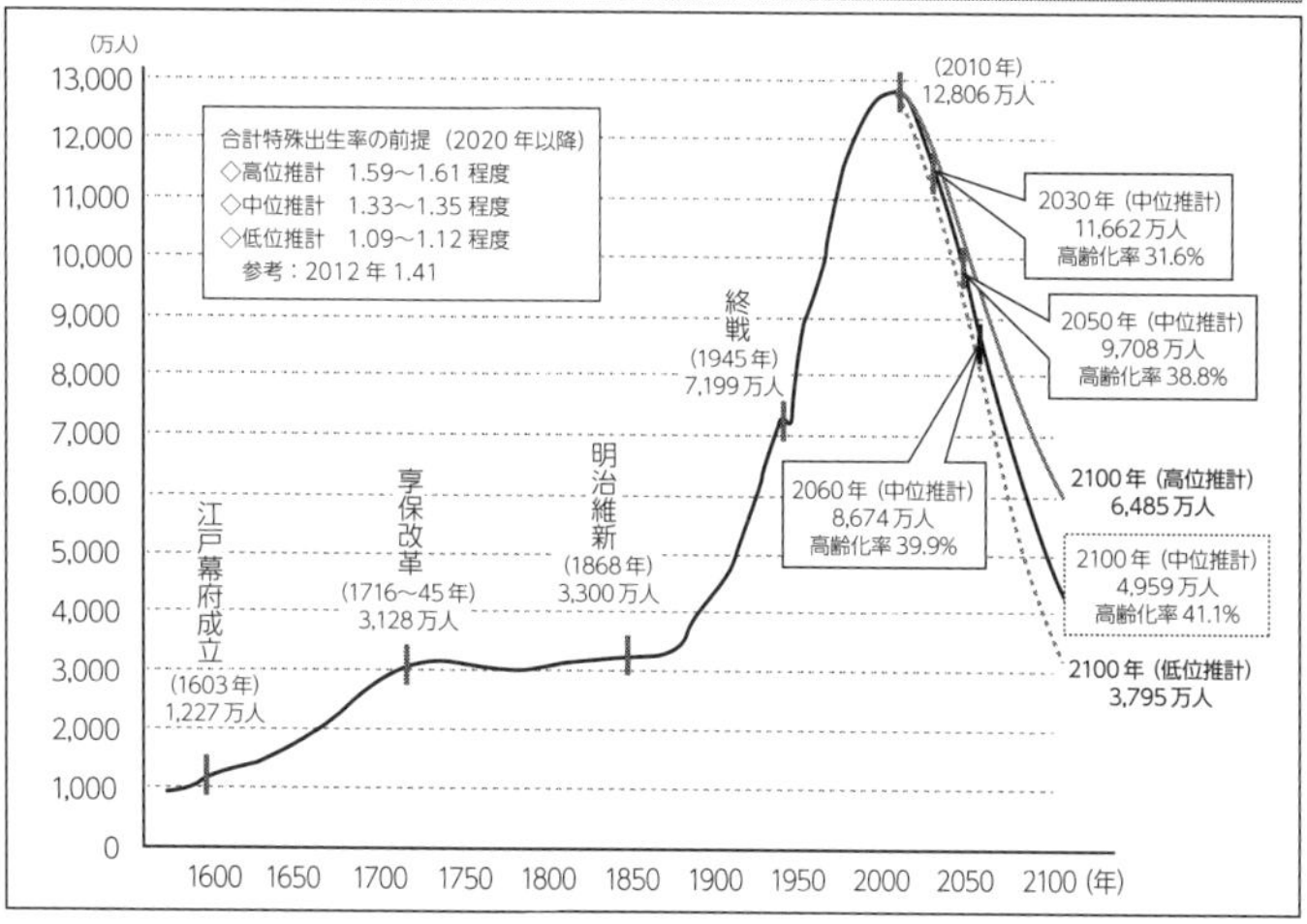

出典：人口動態について（内閣府資料、平成26年2月14日）を改編

因不明の不妊も存在します。

このままでは人口がどんどん減ってしまい、人類が滅びてしまうのではないかと懸念され、前ページの図のような予想もされているほどです。

また、がん、自己免疫疾患、多発性硬化症、慢性疲労症候群や化学物質過敏症、線維筋痛症なども増えています。さらに頭痛や肥満、思春期早発症、筋肉や視覚トラブルなどの症状も増加しています。

これらの疾患も、有害物質との関連が数多く報告されているのです。

3　身近にこんなにある有害物質

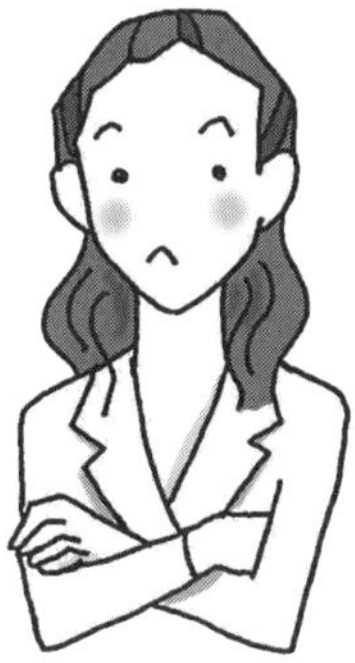

ここで「毒」とは、「**私たちが生存するうえで人体にとって有害な物質、少量であっても人の生命活動に不都合な作用を及ぼしうる物質**」と定義します。

まず、「化学物質」があげられます。

化学物質にはいろいろな定義がありますが、ここで取り扱うものは、おもに人工的に作り出されたものとしています。また、生物から作られたものや体内で生成されるもの、重金属や有害金属およびそれを加工したもの（これもある意味、化学物質ですが）など、人体にとって害をもたらす「危険物質」を合わせて「有害物質」とします。

本書では、化学物質・有害物質の代表的なものや近年増えてきたもの、知らずに体で作り出されている毒について扱います。

毒はどうやって人の体に入ってくるか

有害物質はさまざまな経路で体内に入ってきます。また、体の中に入ってから代謝されて作り出されるものもあります。有害金属の水銀や鉛、カドミウムやヒ素やアルミニウム、または有機汚染物質といわれる合成化学物質、石油製品、生物生成物、副産物や代謝産物などです。

次ページの図にもあるように、石油製品、化学製品ができるまでに有害物質が発生し、製造過程の中で混在しています。

これら有害物質、つまり「毒」といわれるものを私たちは日常的に体に入れています。

毒は、水（飲む、シャワーや入浴など皮膚や気道から）、空気（大気汚染、鼻や口などからの吸入）、食品（加工食品や添加物、農薬や土壌汚染）、化粧品やパーソナルケア製品などから体内に入ってきます。

それらは、傷口から入るものもあれば、皮膚や粘膜を通して入ってくるものもあります。息を吸うことによって入るもの、血液の中に直接入る（入れる）ものもあります。毎日何気なく生活しているだけで、体に取り込まれるのです。

毒のうち、外から入るもの（外因毒）、体内から発生するもの（内因毒）を表にまとめました。

石油化学製品

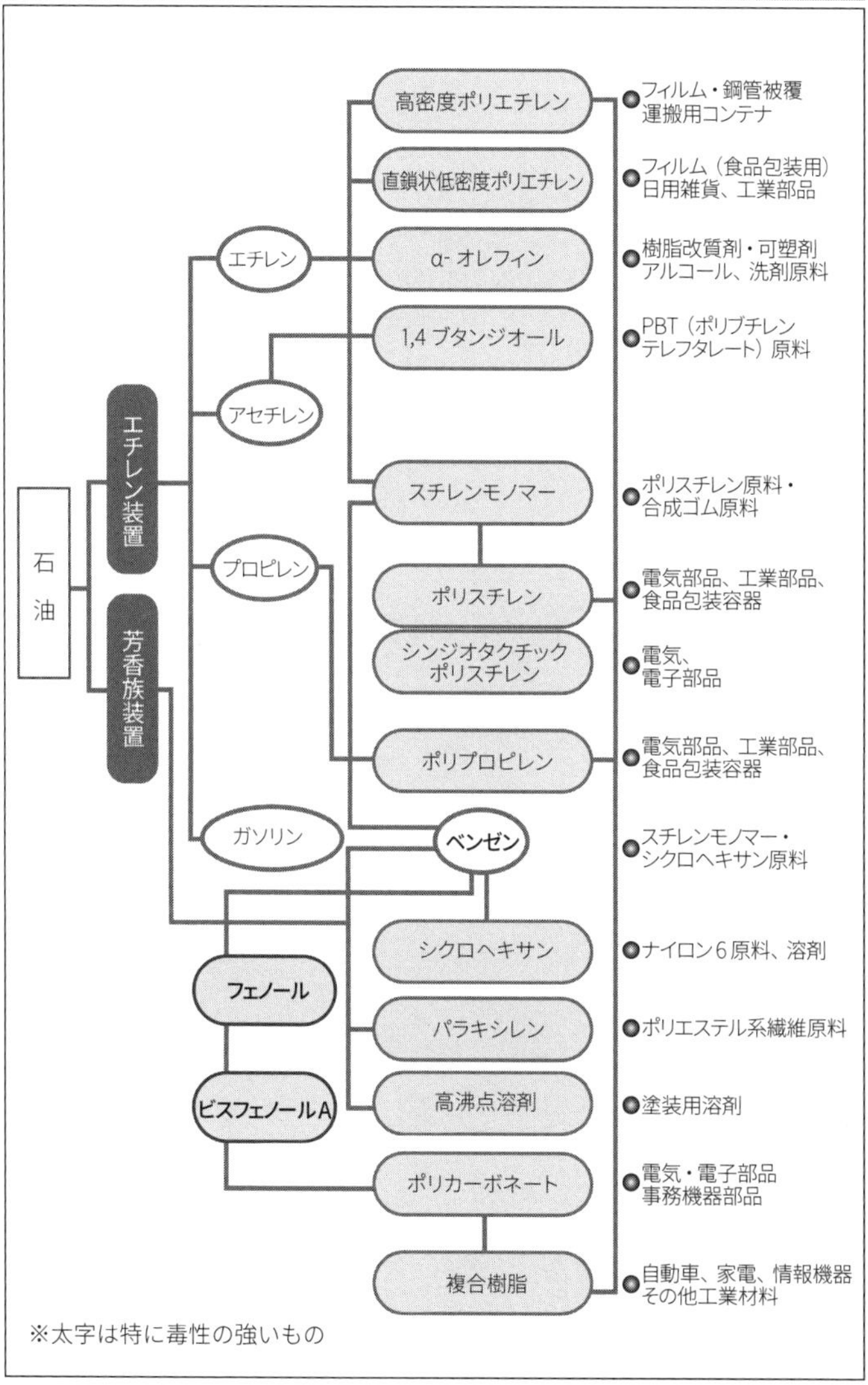
石油
エチレン装置
芳香族装置
エチレン
アセチレン
プロピレン
ガソリン
ベンゼン
フェノール
ビスフェノールA
高密度ポリエチレン
直鎖状低密度ポリエチレン
α- オレフィン
1,4 ブタンジオール
スチレンモノマー
ポリスチレン
シンジオタクチック
ポリスチレン
ポリプロピレン
シクロヘキサン
パラキシレン
高沸点溶剤
ポリカーボネート
複合樹脂
フィルム・鋼管被覆
運搬用コンテナ
フィルム（食品包装用）
日用雑貨、工業部品
樹脂改質剤・可塑剤
アルコール、洗剤原料
PBT（ポリブチレン
テレフタレート）原料
ポリスチレン原料・
合成ゴム原料
電気部品、工業部品、
食品包装容器
電気、
電子部品
電気部品、工業部品、
食品包装容器
スチレンモノマー・
シクロヘキサン原料
ナイロン6原料、溶剤
ポリエステル系繊維原料
塗装用溶剤
電気・電子部品
事務機器部品
自動車、家電、情報機器
その他工業材料
※太字は特に毒性の強いもの

毒の種類

毒の種別		含まれる成分
外因毒	有害金属	重金属（水銀、カドミウム、鉛、ヒ素）、軽金属（アルミニウム）など
	農薬、殺虫剤	グリフォセート、ネオニコチノイド
	石油化学製品	揮発性有機溶剤（トルエン、ベンゼン、フロン類、ジクロロメタン、テトラクロロエチレン〈ドライクリーニング〉）
		BPA：ビスフェノールA（プラスチック製剤・プラスチックボトル、缶類）
		フタル酸エステル（接着剤、化粧品、壁紙、フィルム）
	高圧電線、電子レンジ	電磁波（EMF）
	魚や肉の焦げた部分や煙	ヘテロサイクリックアミン
	カビ	
	化学調味料／添加物／人工甘味料／トランス脂肪酸	グルタミン酸Na、リン酸塩（ピロリン酸、メタリン酸、ポリリン酸）、アスパルテーム

毒の種別		主な産生物質
内因毒	腸内細菌	リポポリサッカライド、クレソール、HPHPA
	酵母／カンジダ	アセトアルデヒド、トリカルバリル酸
	他の感染症	
	ストレス／感情	カテコールアミン

本来、人間に不要なものは、尿や便として排泄したり、汗で出したり、月経血や嘔吐して排泄するなどして体外へ出していきます。入った毒をすべて出せればいいのですが、これらの一部が体に残ってしまうことが問題になります。

人をバケツに例えると、どんどん毒が入ってたまっていき、排泄が十分でないとあふれ出てきます。そうなると病気（がん、自己免疫疾患、神経変性疾患など）になるのです。

あなたの体にはバケツのどの程度まで毒がたまっているでしょうか。

たまり具合や症状は、人によって異なります。人種、年齢（排泄臓器の老化や免疫応答の仕方に差がある）、生活スタイル（食生活・運動）、ストレス、性別、遺伝子の違い、腸内環境、住環境、アレルギーなどの体質、職業や住む地域によって、さらされる量、排泄能力に差があるからです。

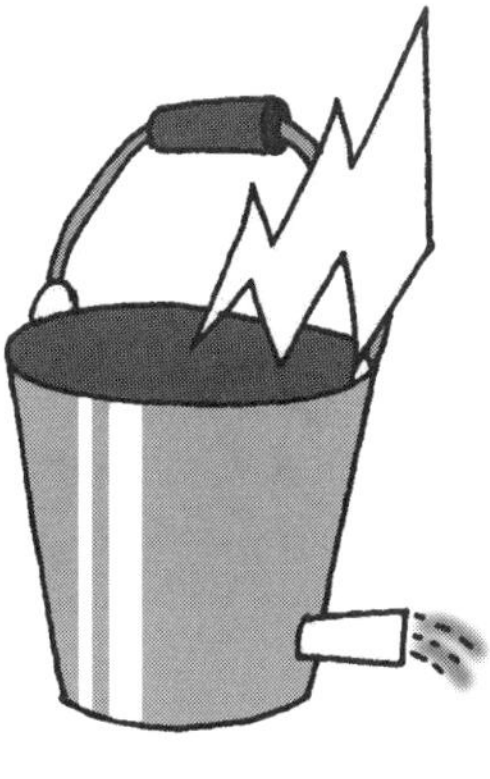

人体には、排泄する機能のなかに、大切なものを失くさないようにする仕組みがあります。

腸肝循環といって、体内で不要なものを胆汁と一緒に胆管を通して十二指腸に分泌し、また腸管から再度吸収されて門脈に入り、再度肝臓に戻るという機能です。腎臓では、原尿として一度糸球体で濾し出された水分のうち99％が尿細管という場所で再吸収されて体内に再び戻ります。

物質の性質によってもたまりやすさは違ってきます。水溶性の物質は、血液の中に溶け、尿や汗、呼気の中から出ていくことも可能ですが、多くの化学物質などは脂溶性（油に溶ける要素）で、脂肪の多い組織にたまりやすい性質をもっています。

脂肪は燃焼しにくいため、排泄もしにくくなります。また、脂肪細胞は、ホルモンを分泌したり、サイトカインという物質を分泌し炎症を引き起こすことがわかっています。その機能が支障をきたすことによって、体内のバランスが崩れるのです。

脂質の多い部位は、脳や細胞膜など、内臓脂肪や皮下脂肪などの脂肪組織以外にも多く存在します。

人によっては、腎臓が年齢や他の病気で障害されていると、有害物質が尿として出にくくなります。また、肝障害をもっていると排泄、解毒（無毒化する能力や出しやすくする能力）ができないことがあります。

その他、排泄トラブルをもつのは、汗を全くかかない人、排泄や解毒に必要な栄養が不足している人、遺伝子トラブルで排泄させる物質がつくられにくい人、その毒自体で排泄や解毒機能を障害している場合などが考えられます。

特に注意しなければならないのは、胎児、乳児、妊娠を希望している男女、仕事や趣味で多くの有害物質を扱う人、免疫異常がある人、栄養状態が悪い人（食べものの質も含めて）、体重が異常に減っている人、高齢者です。

また、その物質自体の半減期（自然崩壊によって半分になる時間）が非常に遅いものがあり、何年たっても土の中や人の体に残ることがあるのです。これらが入ってくる量が排泄能力を上回ると、蓄積し、曝露され続けると慢性疾患を引き起こします。

うまく排泄し続け、曝露を減らし、蓄積させなければ問題は起こりません。だから、人によって影響を受けないように見えることもあれば（発症していないだけで影響はあります）、ひどく影響を受けて問題が生じることもあるのです。

このほか、内分泌腺機能異常（甲状腺・副腎機能・性腺機能異常）はあらゆる化学物質との関連が示唆されていますし、不安やイライラなどの神経系との関連も指摘されています。

【症例】ガソリンスタンドを営んでいた実家に引っ越した後に発症した慢性疲労症候群

一家がお父さんの実家に引っ越したときにはガソリンスタンドはすでに廃業していたのですが、家にずっといるお母さんと小学生のお子さんは、引っ越し後、徐々に頭痛、体のだるさ、めまい、朝起きられないなどの不調を認めていました。お父さんは会社勤めなので、家に長時間はいません。また、汗もよくかくし、全く何の症状もありません。二人が何度訴えても、全く症状のないお父さんはわかってくれず、結局、私のクリニックに来られたのは、その家に引っ越しをして10年たった後でした。

【症例】60代女性　パーキンソン病

パーキンソン病発症の原因が口腔内のアマルガムかもしれないという話をしたとき、ご主人は「自分は銀歯を入れていても全くなんともないので、取る必要はない」と理解してくれませんでした。

【コメント】

このように、症状の出方は人によってまちまちです。そのため、家族や職場で理解をしてもらえないことも多くあります。患者さんにとっては、誰にも理解してもらえないということがいちばんつらいのです。

有害物質が原因と疑われる症状・処置をとるべき状態

有害物質が原因と疑われる症状

疲れやすい、常に疲れている
筋肉痛
関節痛
鼻がつまる
後鼻漏（鼻汁がのどの奥に落ちていくような症状）
頭痛
お腹がはる、ガスがよく出る
便秘・下痢
便がひどく臭う
胸やけ
眠れない、眠りが浅い
集中力が続かない、集中できない
異常に何か食べたくなる
むくみ
やせにくい
湿疹や蕁麻疹、肌トラブル（吹き出物、肌荒れ、乾燥肌）
乾癬
口内炎
目の下のクマ
月経前症候群（生理前のむくみや便秘、イライラや体調不良）
口臭

すぐに何らかの処置をとるべき状態

免疫異常
（すぐに風邪をひく、風邪が治りにくい、ヘルペスなどを繰り返す）
自己免疫疾患
内分泌異常（甲状腺、副腎、性ホルモン異常）
ストレスが強いときに薬や化学物質にさらされていた過去がある人
化学物質過敏症
（頭痛、頭に霧がかかっているよう、息切れ、筋力の低下）
不妊症
薬の副作用が出やすい人、過敏症の人
アレルギーや喘息
工場や農業で明らかに有害物質に触れている過去がある人
カフェインに弱い人

有害物質との関連が指摘されている疾患

疾患	関与している有害物質
多動症（ADHD）	ビスフェノールA、鉛、水銀、フタル酸、PCBs
アレルギー、喘息	アンチモン、ビスフェノールA、カドミウム、ホルムアルデヒド、カビ、ニッケル、フタル酸
アルツハイマー病	アルミニウム、鉛、水銀
貧血、免疫抑制	ベンゼン、カドミウム、鉛、多環芳香族炭化水素
自己免疫疾患	ヒ素、鉛、水銀、カビ
高血圧、腎疾患	ヒ素、鉛、水銀
がん	アルミニウム、ヒ素、ベンゼン、ビスフェノールA、カドミウム、電磁波、ホルムアルデヒド、ヘテロサイクリックアミン、鉛、ニッケル、テトラクロロエチレン、フタル酸、塩化ビニル、ポリ塩化ビニル（PVC）、ダイオキシン、残留性有機汚染物質（POPs Persistent Organic Pollutants、ダイオキシン類やPCB、DDTなど）
慢性疲労症候群、線維筋痛症	ヒ素、ベンゼン、カドミウム、電磁波、ホルムアルデヒド、鉛、水銀、カビ、ニッケル、テトラクロロエチレン、農薬、PCBs、溶剤
糖尿病／インスリン抵抗性	ヒ素、ビスフェノールA、電磁波、PCBs、塩化ビニル、PVC、ダイオキシン
不妊、子宮内膜症、その他内分泌異常（男性更年期様症状、甲状腺機能異常なども含め）	ヒ素、ビスフェノールA、カドミウム、電磁波、ホルムアルデヒド、鉛、水銀、フタル酸、PCBs、多環芳香族炭化水素、有機溶剤
化学物質過敏症	ベンゼン、ホルムアルデヒド、カビ、テトラクロロエチレン、農薬、PCBs、有機溶剤、塩化ビニル、PVC、ダイオキシン
記憶力低下、うつ、不安障害、混乱	アルミニウム、ヒ素、水銀、電磁波、鉛、カビ、フタル酸、PCBs、有機溶剤
子宮内での発達障害	ヒ素、鉛、水銀、PCBs、溶剤
骨粗鬆症	カドミウム、鉛
パーキンソン病	マンガン、農薬
末梢神経障害	ヒ素、鉛、水銀、PCBs

身の周りにある化学物質・有害物質

私たちはたくさんの化学物質・有害物質に囲まれて生活しています。

化学物質は、大気・水・土、食べもの、住居（壁や家具、床やカーペットなど）、衣類、掃除や洗濯、化粧品などのパーソナルケア製品、薬などあらゆるものに含まれています。

芳香剤入りの洗剤や抗菌加工のスリッパ、すぐに腐らないコンビニ弁当、軽くて割れない輸送に便利なペットボトル、簡単に壊れないプラスチック製のおもちゃを安易に使っています。

また、乾燥予防やほこりが入らないようにするために食品にラップをかけたり、雑草が生えないように除草剤、すぐにこげつかないフッ素加工のフライパン、泡立ちのいいハンドソープ、発色のいいファンデーションなどをよく使います。

これらはとても便利なものです。

しかし、これらに含まれる有害物質が秘かに私たちの体の働きを悪くし、排泄能力を低下させ、糖尿病や発達障害、認知症や神経疾患、湿疹、高血圧や肥満、アトピー性皮膚炎や喘息、子宮筋腫や子宮内膜症、不妊症やさまざまながんを発生させる原因となっているのです。

次のページにこれら身の周りの「化学物質・有害物質」についてイラストでまとめてみました。

医療に関わる有害物質

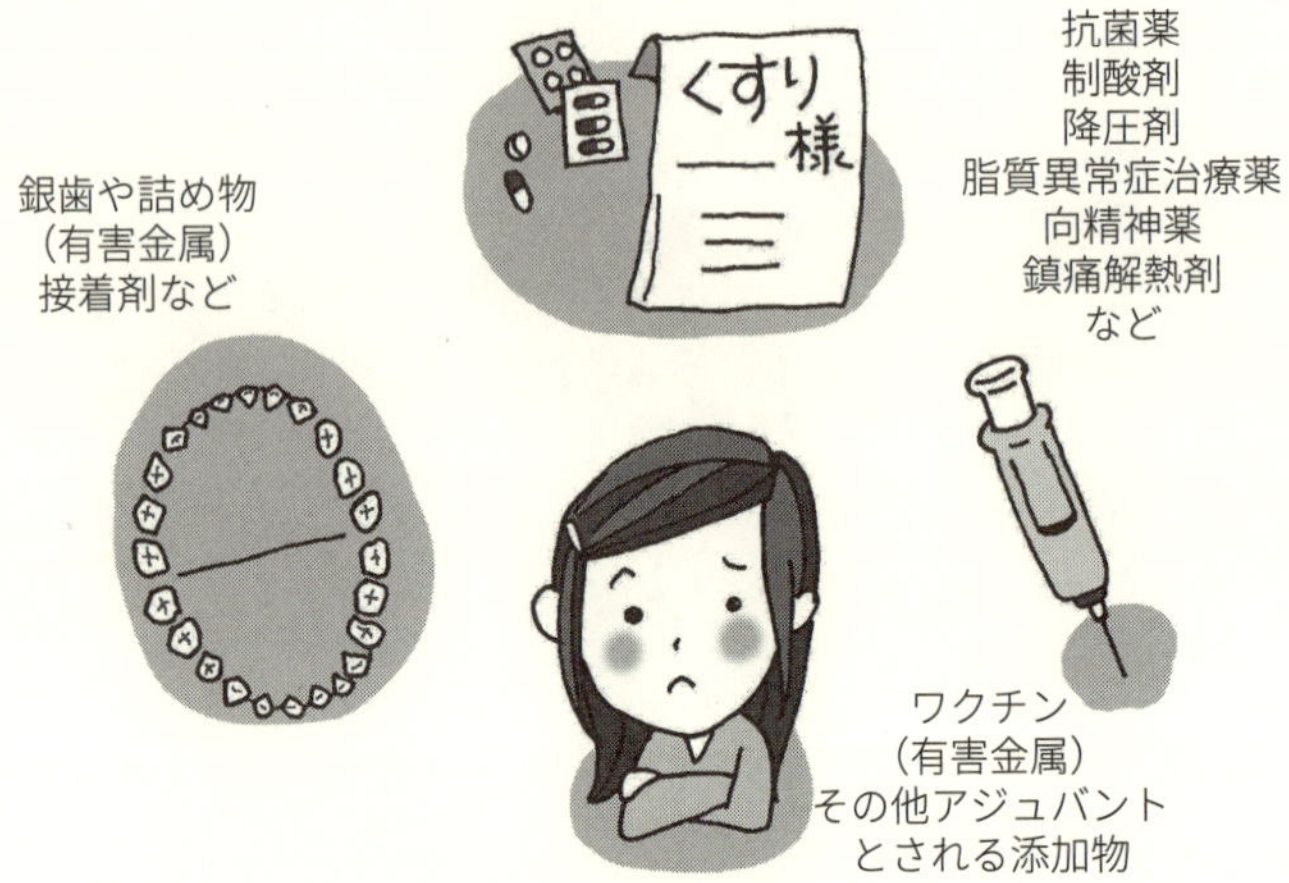
抗菌薬
制酸剤
降圧剤
脂質異常症治療薬
向精神薬
鎮痛解熱剤
など
くすり
様
銀歯や詰め物
（有害金属）
接着剤など
ワクチン
（有害金属）
その他アジュバント
とされる添加物

身の周りにある有害物質（外出先）

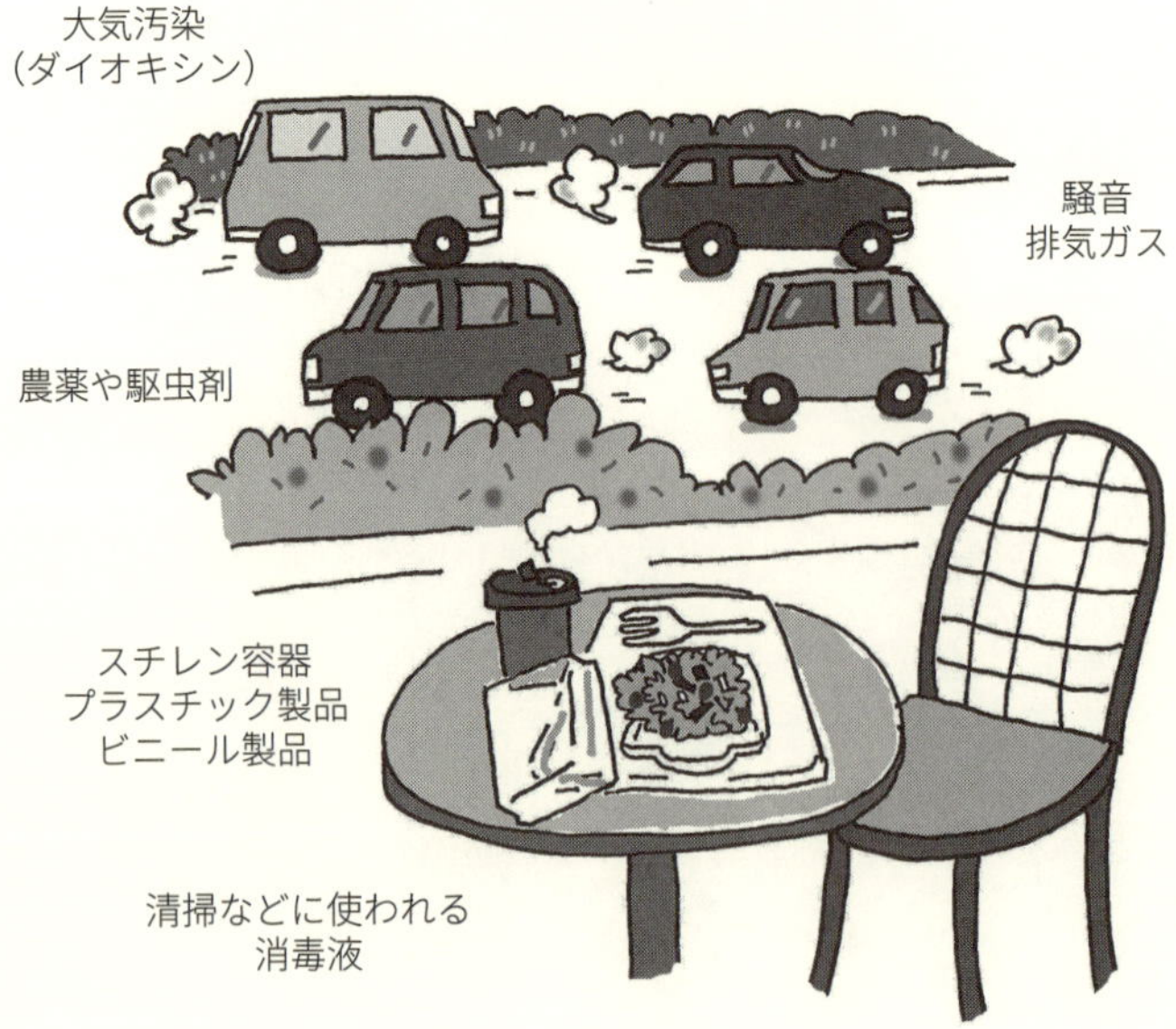
大気汚染
（ダイオキシン）
騒音
排気ガス
農薬や駆虫剤
スチレン容器
プラスチック製品
ビニール製品
清掃などに使われる
消毒液

パーソナルケア商品に含まれる有害物質

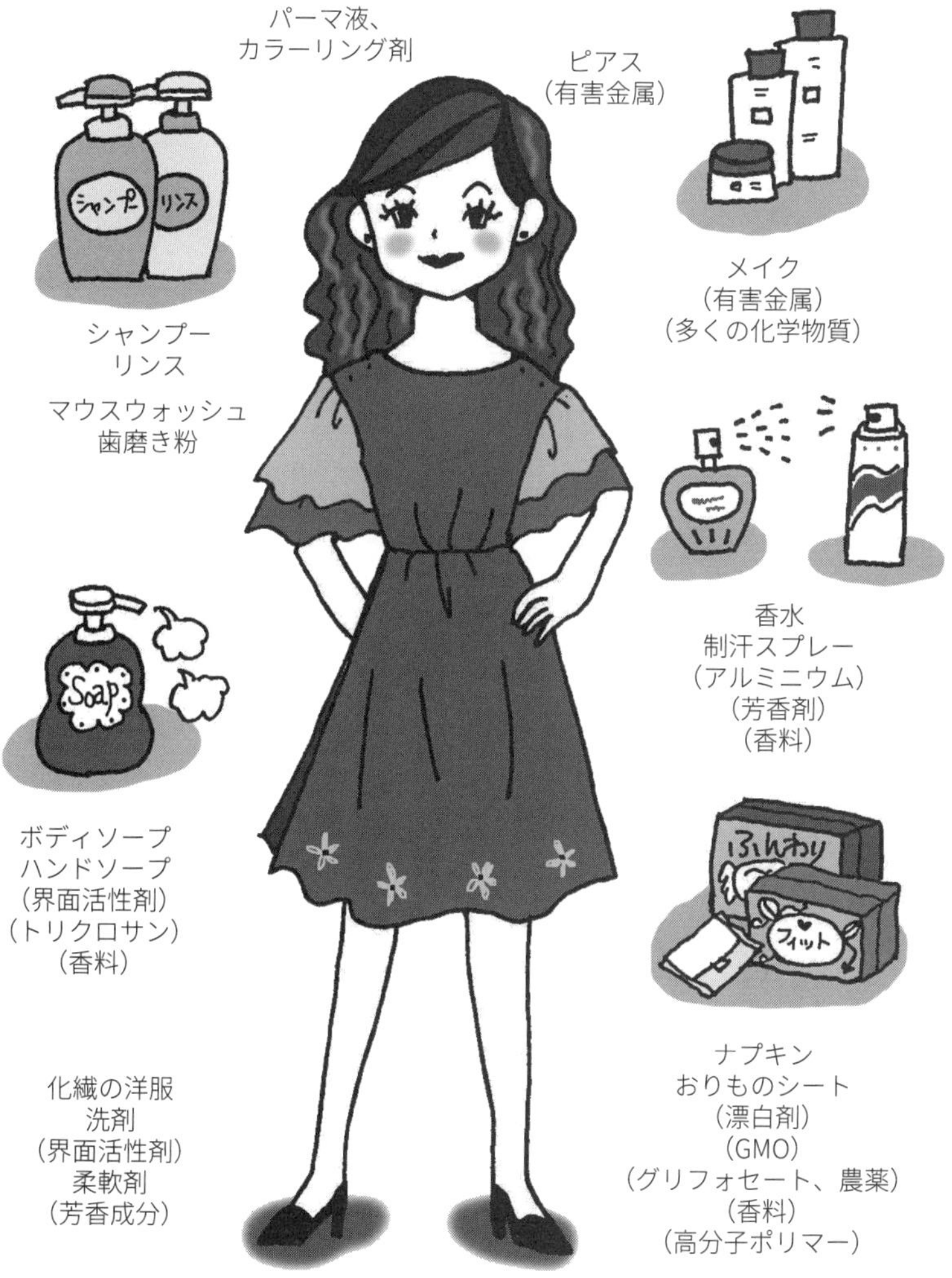
パーマ液、
カラーリング剤
ピアス
（有害金属）
シャンプ
リンス
シャンプー
リンス
マウスウォッシュ
歯磨き粉
メイク
（有害金属）
（多くの化学物質）
香水
制汗スプレー
（アルミニウム）
（芳香剤）
（香料）
Soap
ボディソープ
ハンドソープ
（界面活性剤）
（トリクロサン）
（香料）
ふんわり
フィット
ナプキン
おりものシート
（漂白剤）
（GMO）
（グリフォセート、農薬）
（香料）
（高分子ポリマー）
化繊の洋服
洗剤
（界面活性剤）
柔軟剤
（芳香成分）

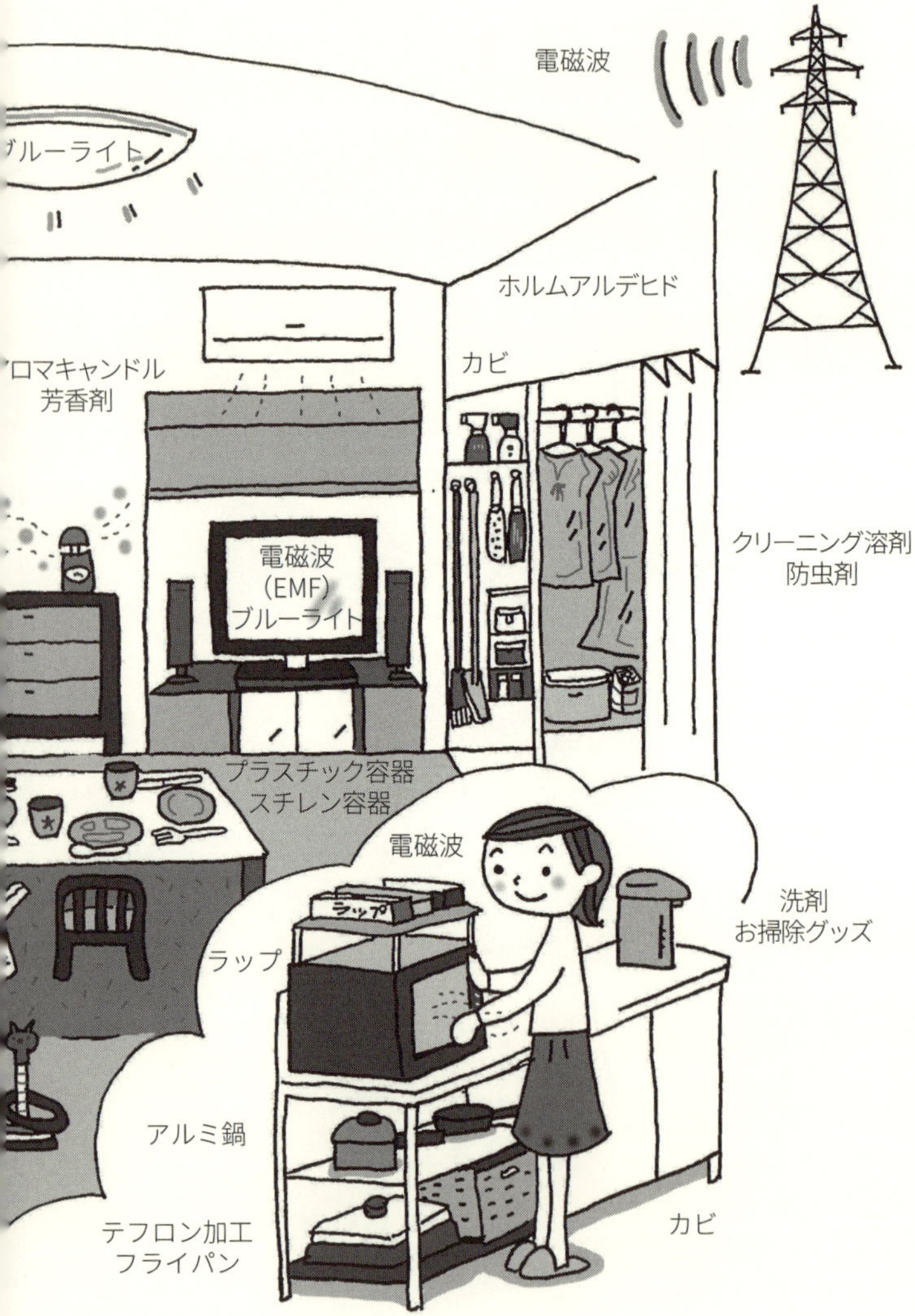
電磁波
ブルーライト
ホルムアルデヒド
アロマキャンドル
芳香剤
カビ
クリーニング溶剤
防虫剤
電磁波
(EMF)
ブルーライト
プラスチック容器
スチレン容器
電磁波
ラップ
洗剤
お掃除グッズ
ラップ
アルミ鍋
テフロン加工
フライパン
カビ

身の周りにある有害物質（家の中・外）

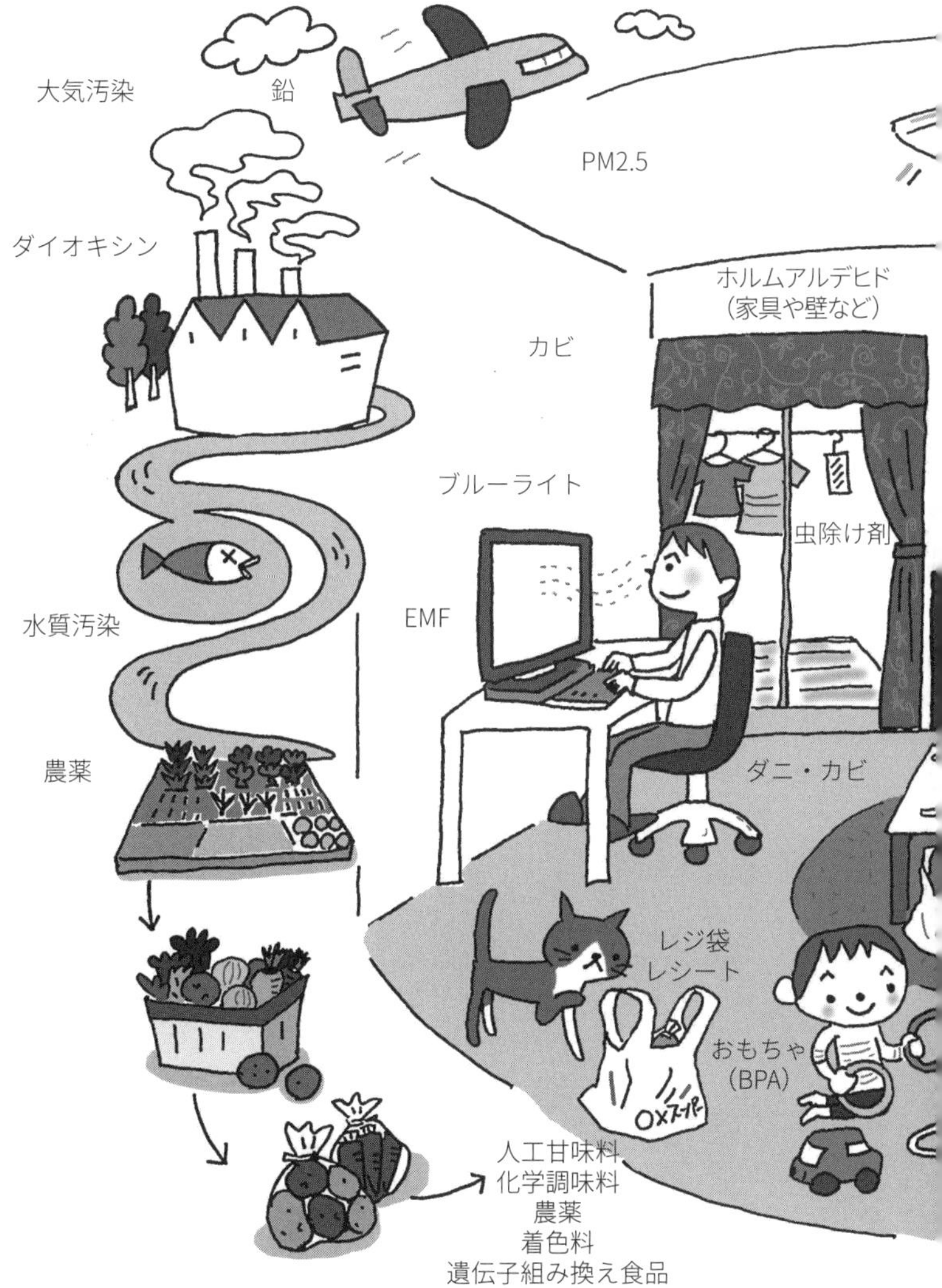

①食べものに入っている有害物質

食品表示を見るとカタカナで素材（野菜や肉）以外のものを示す文字がたくさん書かれていますが、それらの多くは化学物質です。

例えば、腐らないようにするための保存料や防腐剤、色を鮮やかにおいしそうに見せる着色料や発色剤、味にインパクトを与える化学調味料、風味を与える香料。さらに、嵩《かさ》を増すためのものや、油のサシを入れたり、バラ肉を固形にするための結着剤など、食品の成形に使われるものもあります。

加工食品には、法律によって原材料名を多い順に表示する義務があります。食品表示を見て、素材以外の原材料の少ないものを選ぶようにしましょう。

食べものでは、ほかにも多くの問題があります。野菜で問題となるのは農薬です。農薬は酵素阻害作用に加え、腸内細菌の善玉菌まで殺してしまいます。日本は世界で最も農薬を使う国の一つです。輸入品も多く、収穫前に日本の基準値以上に農薬を使用したり、収穫した後に農薬をかける

原材料表示の例（食パン）

名称	食パン		
原材料名	小麦粉、砂糖、ショートニング、マーガリン、パン酵母、全卵、脱脂粉乳、食塩、ナチュラルチーズ、牛乳、発酵種、植物油脂、乳清ミネラル、乳化剤、イーストフード、香料、V.C、（原材料の一部に乳成分、卵、小麦、大豆を含む）		
内容量	6枚	消費期限	表面に表記
保存方法	直射日光、高温多湿を避けて保存してください。		

ポストハーベストの問題もあります。

養殖の魚や家畜のエサにも問題があります。これらのエサには遺伝子組み換え食品（GMO）や抗生物質が含まれることが多いのです。また、エサに使用されている農薬の問題も見過ごされやすい事実です。これらが蓄積した魚や肉、それらが濃縮した卵や母乳などを原料にした加工食品を口にすることもあるのです。

今の海や川、湖はダイオキシン、有害金属や放射能に汚染されています。大型の魚（例えばマグロなど）や海藻類はそれらを蓄積している可能性があります。水の汚れは土壌汚染と密接な関わりがあります。農薬や工場排水、埋め立て地でのダイオキシンなど、土の汚れが私たちが口にする飲み水、野菜、果物に取り込まれます。

人が後から手を加えることでできる毒もあります。食品を加熱すると、砂糖などと一緒に調理することで糖化物質（AGEs）という活性酸素を発生させる物質が作られ、老化やさまざまな慢性疾患の原因物質となるのです。この糖化は体に必要な酵素の形を変え、活性を抑制してしまいます。

食べものに関連するものとしては、容器類なども要注意です。一時期、環境ホルモンという言葉がマスメディアで騒がれて注目されましたが、女性ホルモン類似の物質（エストロゲン様物質、内分泌かく乱物質ともいう）が多く含まれています。

例えば飲みものや調味料など多くの液体を入れるプラスチックボトル、おかずやごはんが残るとラップをかけますし、お弁当箱のほとんどがプラスチック製品です。スーパーで野菜や肉・魚を買うと、ビニール袋や発泡スチレンシート（食品トレー）に入っています。カップラーメンでは熱いお湯を注ぐので、化学調味料の害に加え、容器からも有害な化学物質が溶け出します。

これら女性ホルモン類似の物質は生殖器に多くの影響を与えます。生殖器以外にも、全身に影響するホルモンの分泌に関わる臓器である甲状腺や副腎、膵臓などにも影響があります。さらに、女性ホルモンに対する受容体は生殖器以外にも全身にあります。肺や骨、血管内皮、脳、関節や筋肉、肝臓などにも存在するのです。そのため、多くの臓器にトラブルが起こる可能性があるのです。

食器を洗う洗剤の多くは合成界面活性剤で、その他香料や抗菌物質なども多く含まれます。歯磨き粉やマウスウオッシュにも合成界面活性剤が含まれ、消毒液が使われています。これらは、いい菌も殺してしまいます。強い消毒効果のある口腔ケア製品を使っていると、かえって朝起きたときに口がネバネバしてしまうことがあるのはそのためです。食べものとしてだけでなく、私たちが口にするものにも、よく見れば多くの有害物質が存在しています。

②嗜好品に含まれる有害物質

嗜好品としては、酒やタバコに含まれる化学物質も危険です。

おいしく飲んでいるお酒にも、有害物質（醸造アルコール〔エタノール〕が入っているものや、保存料としてソルビン酸や酸化防止剤として亜硫酸塩）が使われています。また、お酒自体もじつはベンゼン様の物質を作り出していて有害なのです。

タバコには、神経毒性をもつニコチンはもちろんのこと、不完全燃焼して発生するダイオキシンなど多くの有害物質が存在します。タバコの煙には、6000種類以上の化学物質が含まれていて、そのうち最低でも69種類は発がん性があるといわれています。

吸っている本人への影響は自己責任ですが、人前での喫煙は他の人に害を与えていることを心に留めておかないといけません。

室内での環境毒で最も多いのは両親の喫煙です。子どもの受動喫煙は将来の病気を引き起こす可能性が高いのです。子どもが過ごす部屋での喫煙は避けましょう。また、妊婦の受動喫煙は低体重児のリスクが報告されています。(4)

嗜好品は、ある程度害があることはわかっていると思いますが、さらにきちんと知ること、そして他者へ害を及ぼす側にならないことが大切です。

タバコに含まれる有害物質

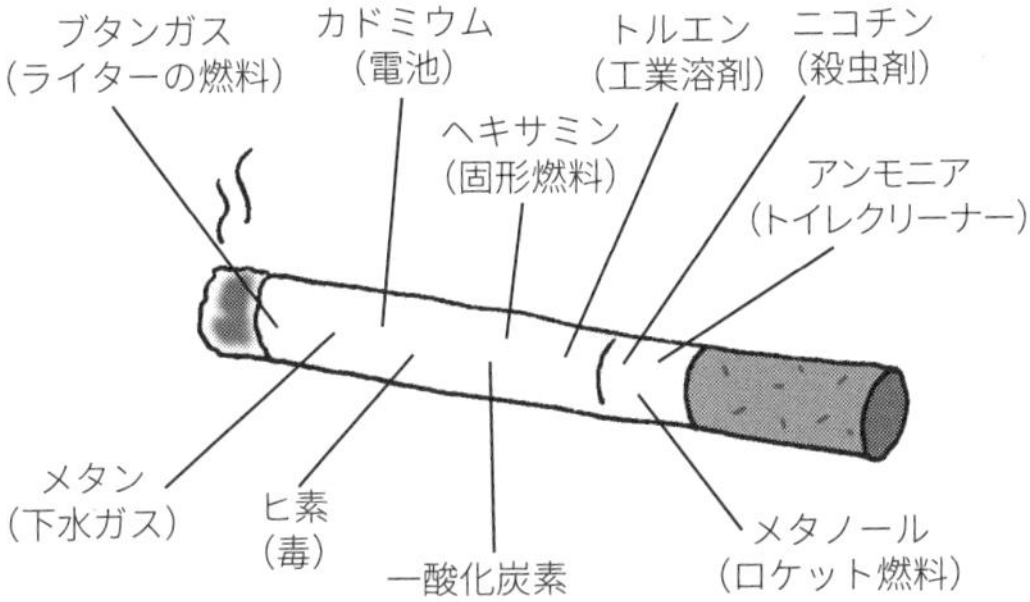

③医療で使われる有害物質

病院や薬局で処方してもらう〝薬〟は化学物質です。これらのほとんどは人工的に作り出したものです。もちろん必要な薬は命を助けてくれますし、治療に欠かせないものもあります。急性期など命にかかわる場合など、絶対必要なときは飲まないといけません。

しかし、薬には副作用があります。例えば、慢性疾患であまり効果がないのに飲み続けている薬や、いったんよくなったのに、だらだらと使用している場合は、効果よりも副作用が前面に出てくる可能性があります。

薬のなかには酵素の働きを阻害するものがあります。

例えば、コレステロールを下げる薬にはＨＭＧ－ＣｏＡという酵素阻害薬があります。ほかに血圧を下げる薬であるアンギオテンシン変換酵素阻害薬や、糖尿病治療薬でＤＰＰ－４というインクレチンの分解酵素阻害薬、抗うつ薬やパーキンソン病治療として使われるＭＡＯ（モノアミン酸化酵素）阻害薬など、酵素の働きを阻害する多くのものがあります。

酵素阻害薬という名称以外の薬も多くの酵素を阻害します。例えば、副腎皮質ステロイド剤は、アミノ酸であるメチオニンを活性化する酵素（ＭＡＴ）を阻害し、ＮＳＡＩＤといわれる鎮痛解熱剤、抗生物質、制酸剤、利尿剤は葉酸にメチル基をつける酵素（ＭＴＨＦＲ）を阻害します。

したがって、薬はなるべく使用しないですむように、生活改善や食生活を見直すことがきわめて大切になります。もちろん、自分で症状を和らげるために、むやみに多用してはいけませんし、自己判断でやめてはいけません。

歯科治療でも注意が必要です。歯に関わる物質、例えば銀歯など金属の歯に使用する重金属（水銀、ニッケル、銅、スズ）や接着剤なども、私たちの健康に影響していることを忘れてはいけません。これら重金属は、補酵素（酵素を働きやすくする物質）の代わりに酵素にくっついて、酵素の形を変えることで酵素を働かせないようにします。特にシトクロムＰ４５０という薬の代謝や有害物質の解毒に重要な酵素の働きを抑制します。

また、違う種類の金属（例えば金歯と銀歯や、違う歯科で治療した成分の違う金属歯）を口腔内に入れると、ガルバニー電流といわれるものが発生して、多くの不調が発生することがあります。材料の選択など、歯科医師から十分に説明を受け、納得して治療することが大切です。

④空気中の有害物質

空気中に浮遊している有害物質もあります。ＰＭ２・５をはじめとする大気汚染、車や飛行機の排気ガス、中国から飛んでくる黄砂の中には工場からのダイオキシン、水銀などさまざまな物質が潜んでいます。これらは呼吸をしただけで体内に取り込まれます。

屋外の大気の問題だけではありません。空気中の有害物質の危険は家の中にもあります。

新築の家によくある壁紙の接着剤や新しい家具の塗料、おもちゃやプラスチックのケースなどに含まれるダイオキシン、建物の清掃に使う消毒液やシロアリ駆除剤、洗浄用の薬剤（パイプ掃除、窓ガラス掃除、キッチン周りの掃除液など）、これらに含まれる化学物質を知らない間に吸っていることがあります。またリフォームや日曜大工で使うペンキなども注意が必要です。

シーツや洋服のドライクリーニングなどでは有機溶剤などを使用しています。有機溶剤は揮発性があり、着ているだけで体に取り込んでしまうのです。クリーニング後は必ず袋から出して、しばらく風を通しておくことが大切です。ドライクリーニングの袋の中にはテトラクロロエチレンなど、がんやさまざまな疾患を引き起こす物質が含まれています。できればドライクリーニングでなく、水洗いでクリーニングを依頼しましょう。水洗いクリーニングでも、他のドライクリーニングと一緒に保管されていれば揮発ガスが染み込みます。袋から出して風を通す作業は行ってください。

新しい家以外は大丈夫かというと、そんなことはありません。古い家や結露の多い家、地形的に風通しの悪い家や窪地に家が建っている場合はカビが生えることが多いのです。また、日本は湿度が高く、気密性の高い最近の家はカビが発生しやすいのです。これらはカビ自体がアレルギーを起こすということも考えられますが、それ以上に怖いのがマイコトキシンといわれているカビが作り出す毒です。これによって多くの酵素の働きが阻害され、発がん性もあるといわれています。

自宅が立っている地域（土地の環境）も、とても大切です。化学物質を作り出す工場周辺に住む子どもは、自閉症が多いという事実があります。明らかにその工場の影響がうかがえます。工場からの排液や排煙によって土、空気、水が汚染され、それらの影響を受けて育った野菜や魚、牧草を食べている家畜などに環境汚染の連鎖が起こっているのです。化学物質や有害重金属を取り扱う工場、ガソリンスタンドなどが周辺にないか、よく確認してから家を建てましょう。また、電波塔周辺や活断層の上など、磁場も問題になります。

日常の生活をしているだけで有害物質にさらされてしまうのです。避けたり減らすことのできるものについては努めて排泄していくことを意識しましょう。それについては後で詳述します。

有害物質が体の機能に障害を与えるメカニズム

実際にこれらの有害物質がどのように体の機能に障害を与えているのでしょうか。

まず有害物質が体内に入ると、細胞と細胞の間に毒がたまっていきます。すると、細胞同士は本来さまざまな物質をやりとりして連絡しているのですが、それが遮断されてしまいます。細胞間の役目が果たせないということは、排泄機能も落ちてくるため、このまま毒にさらされ続けると、実際に細胞の機能に障害が起こってきます。

また、有害物質は良い菌を殺してしまうものも多く、腸内環境がバランスを崩したり、酵素の働きが低下することにより、情報の伝達ができなくなったり、解毒ができなくなったりします。

有害物質が細胞の中に入ると、ホルモン撹拌物質にもなるため、内分泌機能の異常、酸化ストレスの原因や炎症を引き起こす物質となります。そして、ミトコンドリアというエネルギーを産生するための大事な器官を障害するのです。

これら有害物質のほとんどは、体の酵素を阻害することが知られています。私たちにとって酵素とは生きていくために必要不可欠なものです（酵素については次項で説明します）。

有害物質は、直接的に作用する以外に間接的にも作用します。間接的な作用では、免疫のバランスを崩して免疫力を低下させたり、逆に自己免疫を活発にさせることにより過敏になってアレルギー反応を起こしたりします。また、栄養の吸収障害や腸内細菌のバランスを崩し、これによって腸内での大切な機能や細菌から作られるものを得ることができなくなるのです。

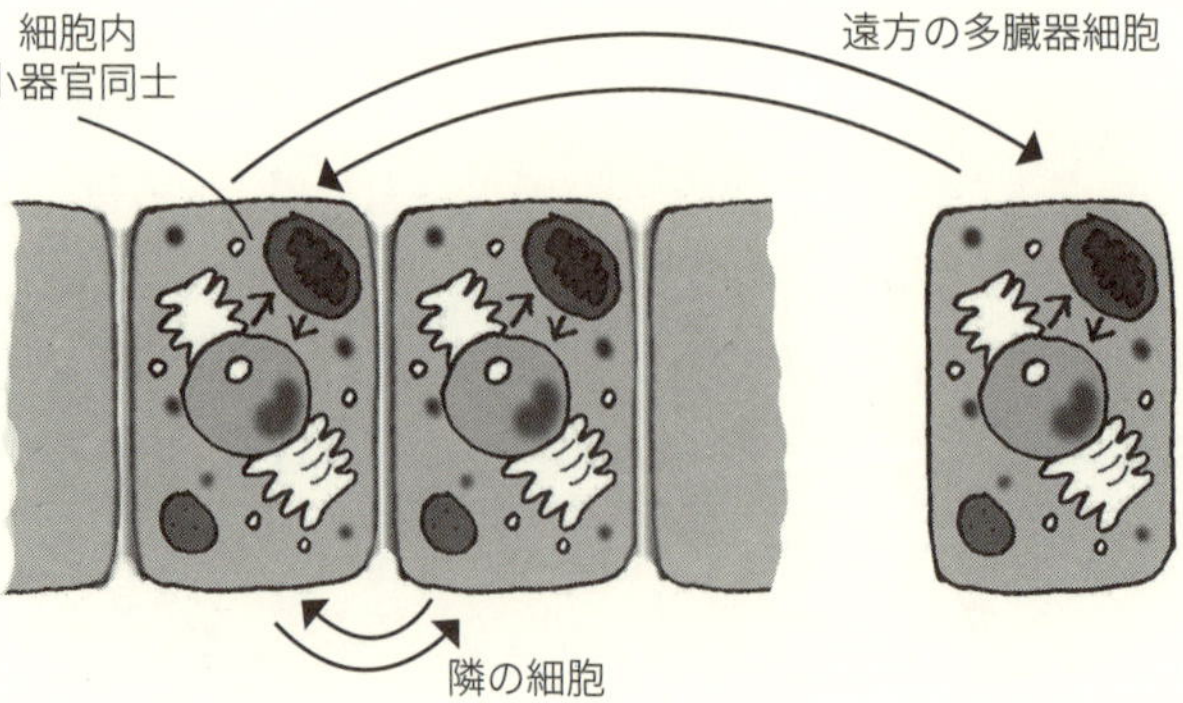

4　有害物質は酵素の働きを阻害する

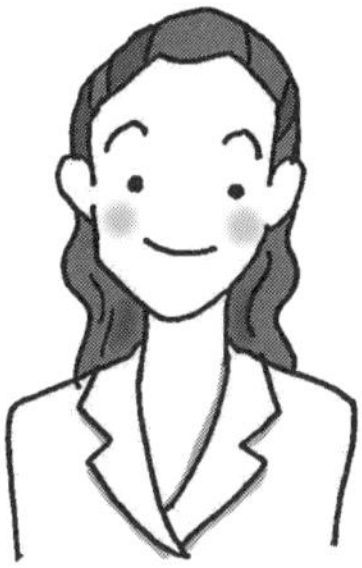

多くの化学物質や有害金属、微生物が生み出す有害な副産物は、酵素の働きを阻害し、それによって体にさまざまな不調をもたらします。酵素の働きとはどんなものなのでしょうか。ここで酵素について少し解説しましょう。

酵素とは何か

酵素の多くは、タンパク質をもとにつくられています。一つのものを別の形に変えたり、増やしたりするときに働くもので、生体で起こる化学反応の速度を加速させる物質です。

酵素は、物質を消化・分解し、吸収し、さらにそれを必要な場所に分布し、各部位で代謝し、

酵素の種類

<table>
<tr><th colspan="2">分類</th><th>器官</th><th>酵素の種類</th><th>生成物</th></tr>
<tr><td rowspan="9">体内酵素</td><td rowspan="5">消化酵素</td><td>口</td><td>唾液中のアミラーゼ</td><td>でんぷん→麦芽糖</td></tr>
<tr><td>胃</td><td>胃液中のペプシン</td><td>タンパク質→ポリペプチド</td></tr>
<tr><td>膵臓</td><td>膵液中のリパーゼ</td><td>脂肪→脂肪酸、グリセリン</td></tr>
<tr><td rowspan="2">腸</td><td>腸液中のスクラーゼ</td><td>スクロース→ブドウ糖、果糖</td></tr>
<tr><td>腸液中のペプチダーゼ</td><td>ペプチド→アミノ酸</td></tr>
<tr><td rowspan="4">代謝酵素</td><td colspan="3">主な働き</td></tr>
<tr><td colspan="3">新陳代謝促進：吸収された栄養を体内の細胞に届けて、有効に手助けする</td></tr>
<tr><td colspan="3">有害物質除去：毒素を汗や尿の中に排出する</td></tr>
<tr><td colspan="3">自然治癒力向上：リンパ液・血液中の白血球の働きを促進させる</td></tr>
<tr><td colspan="2" rowspan="3">食物酵素</td><td colspan="3">主な働き</td></tr>
<tr><td colspan="3">生の食べもの：新鮮な野菜・果物・肉・魚などに含まれ、消化・吸収を助ける</td></tr>
<tr><td colspan="3">発酵食品：みそ・納豆・ぬか漬けなどの発酵食品に含まれ、消化・吸収を助ける</td></tr>
</table>

最終的には何らかの形で排泄させるまでのあらゆる段階の変化に関わります。食べものを消化吸収したり、DNAの複製や再生を行ったり、呼吸をしたり、筋肉を動かしたりなど、すべての生命活動に関与しています。

　酵素の働きがなければ、人間も動物も生きることはできません。生体には必要不可欠なものです。

　酵素には、食べものを分解して消化吸収するときに必要な「消化酵素」、体の新陳代謝（新しく生まれ変わる、もしくは古いものを処理する）に必要な「代謝酵素」があります。

消化酵素と代謝酵素の関係

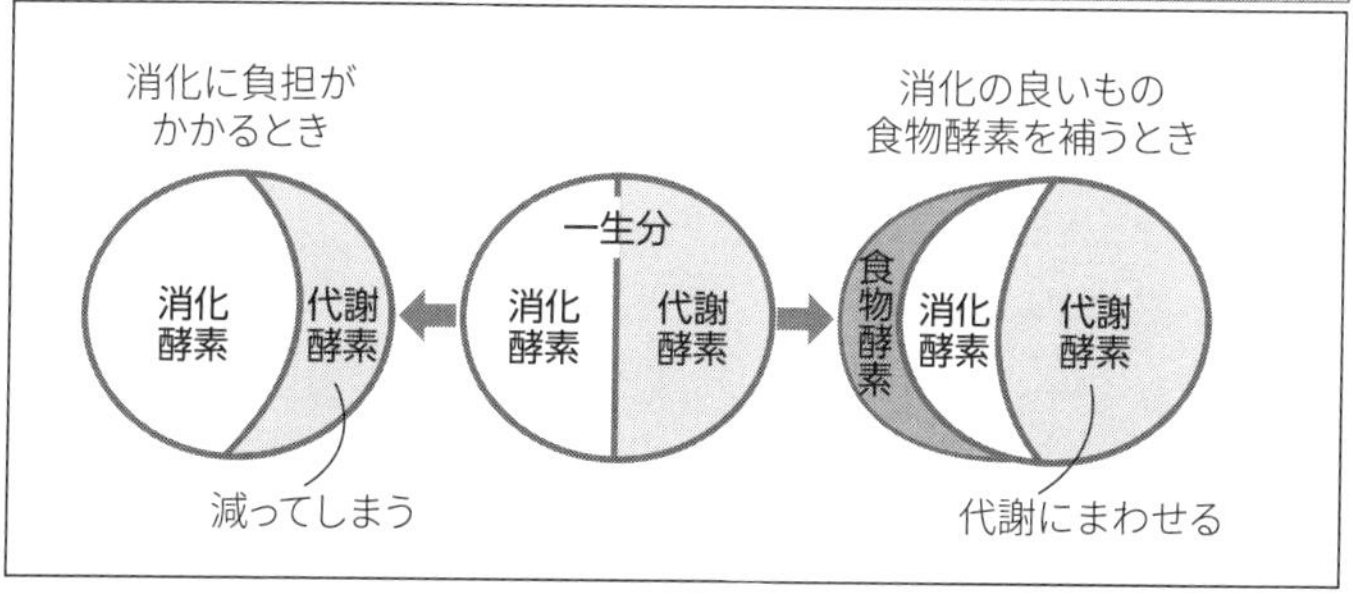

消化酵素は体のいろいろなものに含まれています。唾液にはアミラーゼという炭水化物をある程度の大きさにまで分解する「炭水化物分解酵素」があり、胃や膵臓にはタンパク質の形を変えて消化しやすくする「タンパク質分解酵素」などがあります。

代謝酵素は、体の新陳代謝を高めて、体温を上げたり、活動したりするためには必須の酵素です。さらに、有害物質などを排出しやすい形に変化させたり、分解して無害化したりするのも、この代謝酵素です。

ただ、酵素は無限にあるわけではありません。一生涯でできる量はある程度決まっています。酵素をたくさん使う食べもの（消化の悪いもの）を食べ続けると、消化酵素が必要なだけ出なくなり、消化が十分できないため、未消化物として腸内に残ってしまいます。その未消化なものが炭水化物だと、発酵してガスが発生し、タンパク質や脂質だと腐敗して血液中に吸収され、血液が酸性化し、酸化ストレスが増えるわけです。

消化酵素が必要なときには、それをつくるように体が働きます。

そのときは代謝酵素がつくられにくい傾向があるため、代謝酵素が不足して、新陳代謝が低下し、低体温になったり、こりがほぐれにくくなったり、疲れやすくなったりするのです。さらに、体に毒がたまることで、さまざまな症状を引き起こします。食べ物の消化に負担をかけすぎると、代謝酵素として使える量が減ってしまい、毒の排泄が滞り、多くの不調を引き起こすのです。

したがって、酵素を十分に蓄え、必要なときに使えるようにしておくことで、体に毒をためず、体の不調や病気を起こさない、また起こったときには速やかに回復させることが大切です。消化の負担を減らす食生活、ムダな代謝をしない生活を心がけましょう。

酵素が働きやすい環境は

酵素が一生の間にどの程度つくられるかは、胎児が母親のお腹の中にいる9週から12週の間に決まるといわれています。胎内環境（母親の食生活やストレス、有害物質の曝露状態、炎症状態）がとても大切になります。

また、年齢によって分泌量が違う酵素も多く、若いころには特定の酵素が大量に分泌されるようにできています。例えば、活性酸素を除去してくれるSODという酵素は、30歳を超えると急激に分泌量が低下します。そのため、シミやシワが出てきたり、病気を発症させたり治りにくくなったりするのです。

酵素には働きやすい環境があります。

酵素をよりよく働かせるためには、まず体を温めることです。体温を上げることで酵素の働きが活性化します。

同時に、胃酸を抑える薬などで胃の中のpH（酸やアルカリの指標）を上げないことです。胃腸のなかは各箇所によってpHが変化していきます。それぞれの場所にある酵素が活性化するためにそれぞれの箇所で最適なpHが決まっているのです。

また、ビタミンやミネラルも欠かせません。多くの酵素は、補酵素といってその酵素をより活性化させるために必要なタンパク質以外の物質を必要とします。その酵素にゆるく結合して反応を助ける補酵素や一部の構成成分となっているもので、これらの多くがビタミンやミネラルです。

一方、酵素を働きにくくさせるものには、タネ類（玄米やナッツ、ごまなど）に含まれる酵素阻害物質、砂糖やカフェイン、アルコール、食品添加物（保存料、防腐剤）、化学物質、有害金属や冷たいものなどがあります。

妊娠中は、母親の胎内環境をよくするために、体を冷やさないようにして、酵素を阻害する物質をなるべく摂らないようにすること、ビタミンやミネラルを豊富に含む食材を摂ることが大切になります。

酵素を節約して長持ちさせ、必要なときに使えるようにするためにはどうしたらよいのか――そのためにはまず酵素の性質を知ることが大切です。

生食のすすめ

体を温めると酵素はより働きやすくなります。しかし、酵素は主成分がタンパク質なので、60℃以上の高熱になると変性してしまいます。ほとんどの食べものに含まれる酵素は60℃で活性を失うので、加熱調理をすると、ほとんど酵素活性がなくなってしまうのです。

ビタミンやミネラルを豊富に含み、また、食物自体が酵素をもっている食べものに、生野菜、果物や発酵食品がありますが、これらは60℃以上に加熱してしまうと、その酵素の活性が失われてしまいます。だから「生」がいいのです。

生でもさらにいいのは、「すりおろし」や「生ジュース」です。

酵素は細胞の中にあり、簡単に壊れない細胞膜に囲まれています。咀嚼だけで細胞膜成分をすりつぶして細胞膜の中から栄養素や酵素を取り出すのは大変です。また、人には細胞壁や繊維の主成分であるセルロースを分解する酵素が少なく、大量の野菜そのものを食べると消化しきれないことがあります。しかし、食物繊維は血糖の急激な上昇を抑え、腸の掃除をしてくれるので、ある程度の量はそのまま摂り、さらにしっかりと酵素や補酵素を摂りたいときには、すりおろしたり、絞ってジュースにすると効率がよいでしょう。

生食に関連して、「ホール・フード」がいいという考えがあります。ありのまま、そのままを丸ごと食べるという考え方です。たしかに、野菜や果物は皮と身の間がおいしく、栄養素もたっぷりなものがあります。また、全体を食べるほうが栄養素を多く摂れるのですが、ここで注意したいのは、種はそのままで食べてはいけないということです。

種は、自分を守り、次の世代へ命をつなぐという重要な役割をもっています。子孫を残すためには栄養を守らないといけないのです。種を無理につぶしたり、こじ開けたりすれば、酵素を阻害する有毒物質である「アブシジン」を出してしまいます。種を食べるときは、しっかりと浸水させて、一度その水を捨ててから水を換え、煮る、炊くなどの調理をしてください。種を食べるのには大変な労力を必要とするのです。稲の種である玄米を食べるときも同じです。

もちろん、ジュースの場合も種ごと入れるのはやめましょう。スイカもナシもリンゴもきちんと種をとってからジュースやすりおろしにしてください。いちごなどのとても小さい種は問題ありません。

ただし、ジュースやすりおろしにするときには細胞膜をある程度壊しているため、本来の細胞膜の役目である酸化から守る力はありません。酸化しないうちにすぐに食べたり飲んだりしたほうがいいでしょう。

このように、種という例外はありますが、生食こそが「酵素を含む食」ということになります。生で食べるものは、果物、野菜、そして日本人なら生の魚（刺身）がいいと思います。ただ、生肉には寄生虫などの問題があるので避けましょう。また、魚にも寄生虫や食中毒を起こすリスクがあります。新鮮で安全なものを選ぶようにしましょう。

「酵素を補う」という意味では、食べものだけで体に必要な量の酵素を摂取するのは難しいことです。食物酵素は、その食物自体を自家消化する酵素しか含んでいません。私たちの体に酵素を補うためのものではありません。したがって、「生のものを食べる」というのには、自分の消化酵素を節約して、代謝酵素に回すことで代謝を上げるという意味があるのです。

「生野菜がいいよ」というと、よく質問されることがあります。

「生のものを食べると体を冷やすといわれますが、それは本当でしょうか？」

たしかに食べた直後には、体が冷えたような感じがします。しかし、最終的には代謝酵素の増加につながり、体温が上がりやすくなるのです。ただし、冷蔵庫から出したものをすぐ食べるのは、避けてください。常温に戻したり、冬は50℃程度のお湯で洗ったりして、冷たくなっていないものを摂るようにしてください。

食材の調理方法は、「生」がベストで、次が「蒸す」、そして「煮る」、「焼く」です。一方、できれば減らすことを心がけてほしいのは、「炒める」（油を使い温度を上げる）、「揚げる」です。避けてほしいのは電子レンジで調理することです。電子レンジによる調理では、マイクロ波によって食品の細胞内を揺らしてタンパク質などを変性させるので、異物になるといわれています。

また、加熱したほうが摂れやすいファイトケミカル（植物中に存在する健康によい影響を与える天然の物質）もあります。バランスを考えて調理していくと、おいしく健康的な食事となるでしょう。

風土に合った食生活を

体内には2万種類の酵素が存在することがわかっており、さらに多くの酵素が発見されています。なぜこのように多くの種類が存在するかというと、1種類の酵素はそれぞれ一つの仕事しかしないからです。そのため、人種、性別、年齢、遺伝子によって存在する酵素も変わっています。すべての人が同じ酵素を同じだけもっているわけではないのです。

日本人には、日本人しかもっていない酵素があります。例えば「海藻を分解する酵素」です。何世紀もかけて進化した、もともと海藻を食していた日本人ならではの酵素の発達といえるでしょう。

風土に合った食生活をすることが、体内酵素をより効率的に働かせる方法です。

もともと日本には乳製品を摂っていた歴史はありません。最近これらの食品を摂り始めた日本人に、乳糖を分解する酵素ができるのは何世紀後になるのでしょうか。日本の風土に合った食生活をすることで、消化に負担をかけず、消化酵素を節約できるのです。

このように個人個人にはそれぞれに合う食事があります。これは、すべての人に合う食事療法はないということでもあります。自分の体質を知り、酵素を意識して食べものや料理方法を選ぶようにしましょう。

酵素と腸内細菌

腸内細菌はビタミンをつくり、ミネラルを吸収しやすくします。酵素もつくってくれるのです。いい腸内環境にするためには、まず口腔内環境をよくすることが大切です。唾液をしっかりと出し、よく噛むことから始めます。

つぎに、虫歯や歯肉のケアをしっかりと行い、口腔内に余計な異物を入れないようにします（虫歯、金属歯、接着剤、義歯）。

食事では、しっかり生の野菜や果物を摂りましょう。唾液の分泌を促す梅干しやすっぱいレモンなどの柑橘系も効果があります。

リラックスして食事をすることは、唾液だけでなく、胃酸や膵液の分泌を促します。胃酸の分泌は、タンパク質、脂質を分解する酵素「ペプシン」や「リパーゼ」の活性には必須です。むやみに胃酸分泌抑制剤を使わないようにしましょう。また、降圧剤や抗生物質、痛み止めなどにも胃酸を抑える働きがあるので注意が必要です。

消化と吸収にも酵素は大きな働きをしています。酵素をしっかり働かせることができれば、消化能力が上がり、腸や肝臓への負担を減らすことができます。腸が元気になれば、異物が体に入ることが少なく、排便によって要らないものを外へ出すことができます。

また、水分やビタミン、ミネラルなどの補酵素をしっかり摂って酵素を働かせることで、栄養の吸収をよくすることができます。肝臓に負担となる余計なアンモニアやニトロソアミンなど、食べもの（特にタンパク質）の未消化物が増えるのを防ぎます。腸内でつくられる有害物質を血液中に入れないことで、腎臓への負担も減ります。

水分をしっかり摂り、肝臓・腸が元気であれば、腎臓の働きがさらによくなり、排泄も促されます。そして汗もしっかりかくことができます。

酵素の特徴を知り、腸の状態がよくなることで、このようないいサイクルが出来上がるのです。

5　有害物質は体にどう影響するのか

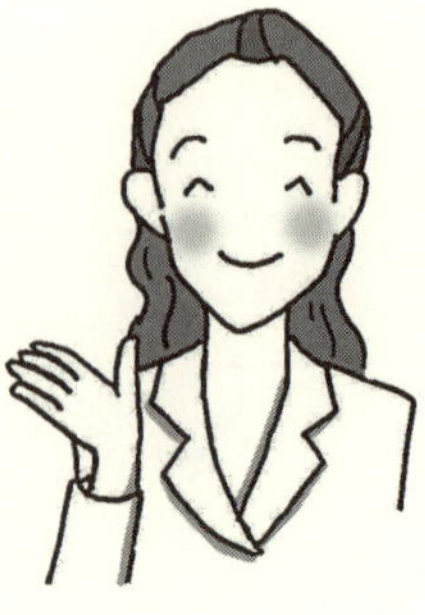

有害物質が人体に影響を及ぼす経路

有害物質は、さまざまな方法で人の体へ悪影響を及ぼします。まず酵素を阻害する、内分泌をかく乱する、また、腸内細菌への影響、そして、ミトコンドリアという重要な器官の障害、そして免疫異常を引き起こすなどです。

①酵素阻害物質

多くの有害物質が酵素を阻害します。その阻害の仕方は、直接酵素の形を変えて阻害する場合や、間接的に酵素の働きを阻害するものがあります。

酵素はスイッチを押されて働き始めます。有害物質は、そのスイッチをあたかも押すふりをして活性させないようにしたり、酵素の働きをよりよくするために必要なビタミンやミネラルを奪うことによって働きを鈍らせたり、形の似た有害物質を代謝させることで浪費し、本当に分解したいものを代謝させる量を不足させたり、さまざまな方法で酵素の働きを阻害するのです。

②内分泌かく乱物質

多くの化学物質がホルモン合成、輸送、排泄を乱します。そこにかかわる酵素の阻害に加え、物質そのものがエストロゲンという女性ホルモンに形が似ているため、体内で女性ホルモンが入ってきたと勘違いさせ、実際の内分泌の状態が狂ってしまうことが知られています。

エストロゲンは女性ホルモンの一種であり、以前は生殖器にのみ関連すると考えられていましたが、全身の細胞に受容体が存在することがわかってきました。卵巣、前立腺、子宮などのほか、副腎や甲状腺、膵臓や脳神経細胞、腸、肺、筋肉や関節、骨や肝臓、血管内皮細胞や免疫をつかさどる白血球にまで存在するのです。つまり、エストロゲンに似た物質が体内に入ってきて、間違ったスイッチを押すということは、全身に影響を与えるということなのです。

母親の胎内にいるときに曝露量（摂取量）が増えると、催奇形性が報告されています。また、受精能力や甲状腺機能、思春期の発達や性機能の発達、ホルモン感受性の高い臓器である前立腺や乳腺、子宮内膜などに影響するため、前立腺肥大症や前立腺がん、乳腺症や乳がん、子宮内膜症や子宮筋腫などが増えるのです。(5—7) そのほか、肝臓がんなどの生殖器以外のがん、肥満や動脈硬化、関節炎や骨粗鬆症、アルツハイマー病などの関連も示唆されています。

③腸内細菌へのダメージ

腸内細菌はさまざまな役割を果たしています。

まず、毒を食べて無毒化してくれるという「解毒」、セロトニンといわれる精神的な落ち着きや幸福感、睡眠などの関連する神経伝達物質を分泌する能力、食べものの消化を促して吸収しやすい形にしたり、ビタミンB群やK_2、短鎖脂肪酸などをつくってくれます。そのほか、多くの物質をつくりだし、代謝に有益な腸内細菌の増殖に関わったり、腸の上皮細胞の栄養になったりします。

腸は大切な免疫をつかさどる場所です（免疫全体の70～80％は腸と腸内細菌の働きによるもの）。水道に含まれる塩素、重金属、殺虫剤、抗生物質、除草剤などは、腸内細菌を殺し、カビや悪玉菌を増やしてしまいます。これらの毒にさらされ続ければ腸内環境が改善することは難しいのです。(8—10)

④ミトコンドリア機能障害

ミトコンドリアには活性酸素を調整する酵素が多くあります。それらが有害物質にさらされると、活性酸素を除去できず、多くの酵素を阻害することで、さらにミトコンドリアへのダメージが大きくなります。

ミトコンドリアは私たちが生きていくうえで大切なエネルギー（ＡＴＰ）を産生してくれる細胞小器官です。そのミトコンドリアがダメージを受けると、ＡＴＰをつくれなくなります。細胞レベルでエネルギーがつくられなくなると、それを補おうと副腎がフル回転します。すると、副腎機能がダメージをうけ、全身のエネルギーが低下してしまいます。

ミトコンドリアが特に多く存在する場所は、肝臓、脳、筋肉、心臓、腎臓であり、これらの臓器が機能不全になると、倦怠感、心臓・腎障害、糖尿病、肥満、解毒能力の低下（毒でミトコンドリアがダメージを受け、解毒できなくなる悪循環に陥る）、自閉症など、さまざまな障害を起こします。

そのほか、ミトコンドリアがダメージを受けると、エピジェネティクス要因（遺伝子が周辺環境とどのように相互作用するのかという環境要因）として、遺伝子表現型へのダメージ[11]（発がん、肝障害性、神経毒性、免疫に対する毒性、発達への影響など）が起こるといわれています。

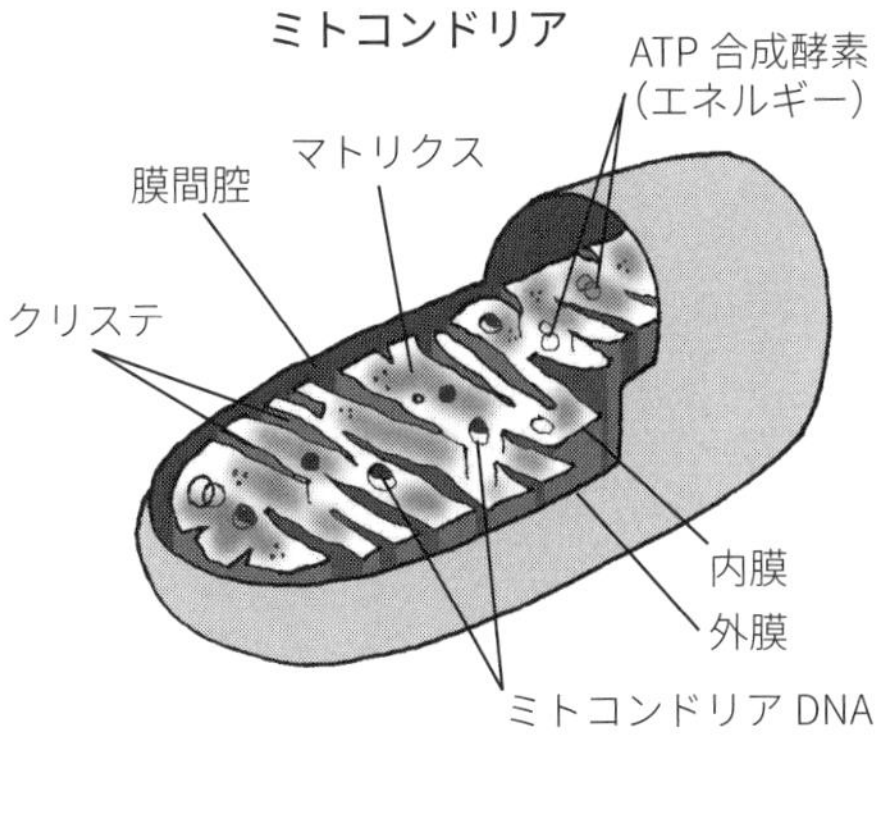

⑤自己免疫の異常

本来、免疫細胞や免疫システムは、異物を体内から排除するために備わっています。自分を攻撃するためのものではありません。しかし、有害物質は私たちの臓器や体内に備わっているものと似たような構造をしています。そのため、有害物質が体内に入ると、自分の組織細胞に反応するT細胞や自己抗体を増やし、炎症を引き起こすサイトカインを発生させてダメージを与え、自己免疫疾患（SLEなど）[12]や腎炎、多発性硬化症、脳神経症状（倦怠感、頭がすっきりしない、記憶のトラブルや気分の変動、精神疾患と診断されてしまったりする）を示します。

人体に影響を与える有害物質の濃度

多くの企業や研究所では、これら有害物質の濃度の安全域（体に影響がないとされる範囲）を決めています。しかし、それらは物質単独の濃度です。また、各個人の体質などは考慮していません。

これら有害物質については、次のようなことが指摘されています。

微量毒性：エストロゲンは0・1pptという濃度でも胎児の発育を著しく阻害するリスクがあります。このように、ある種の物質は1兆分の1のレベルでも変化を起こす可能性があります。

胎児毒性：胎内で有害物質にさらされた場合、ごく少量でも非常にリスクがあります。母胎内では、さまざまな重要な臓器がつくられます。細胞の一つひとつが重要であり、ごく小さな変化でもその成長の途中で障害をもたらす可能性があるのです。

相乗毒性：ある研究で個々の有害物質を乳腺細胞に与えても何も起こらなかったが、同時にごく微量の有害物質十数種類を投与するとがん細胞に進展したことが認められました。ある胎児のへその緒から数百種類の有害物質が検出されたことはすでに述べましたが、単独の有害物質では体への本当の影響は測れないのです。

体内蓄積：人体内には、数百、数千種類の残留性有害物質がすでに蓄積されています。バケツの絵で描いたように、さらにそれが増えていけば、ごく微量の負荷でも影響が出てくることが考えられます。自分で曝露した経験がなくても蓄積しているというのはよくあることなのです。

以下に二つの症例の検査結果を提示します。両者とも思ってもいない毒が検出されました。

なお、検査にはGPL―TOXプロファイル（米国グレートプレーンズ研究所が開発した環境汚染物質検査。一つの尿検体から、有機リン系殺虫剤、フタル酸エステル、キシレン、塩化ビニル、ピレトリン殺虫剤などの172種類の毒性化合物と、18種類の代謝物について評価を行う）を用いています。

※症例中の環境汚染物質の説明はGPL社のホームページによる。

《症例 1》　男児：自閉症

道路沿いなどに住んでいたわけではないのに、ガソリンなどに含まれる物質が大量にたまっていました。

MTBE/ETBE

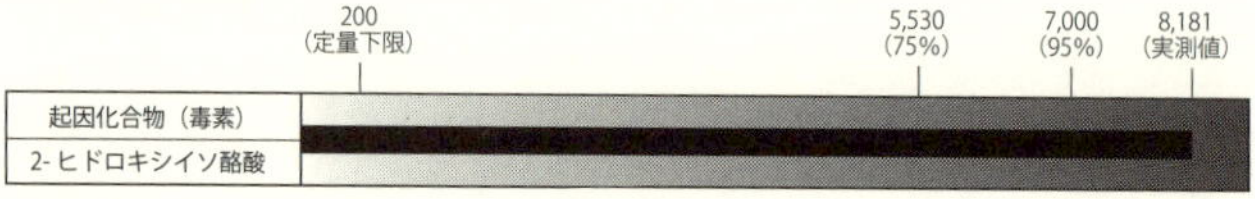

MTBE と ETBE はオクタン価を向上させるために使用されるガソリン添加剤です。これらの化合物への曝露は、地下水の汚染、皮膚や呼吸を介してのガソリンへの曝露、蒸気および排気ガスによるものがほとんどです。MTBE は、肝臓、腎臓、中枢神経系毒性、末梢神経毒性、およびがんを引き起こすことが、マウス実験により証明されています。ETBE も化合物の代謝物が同じであるため、同様に毒性があるでしょう。

1,3−ブタジエン

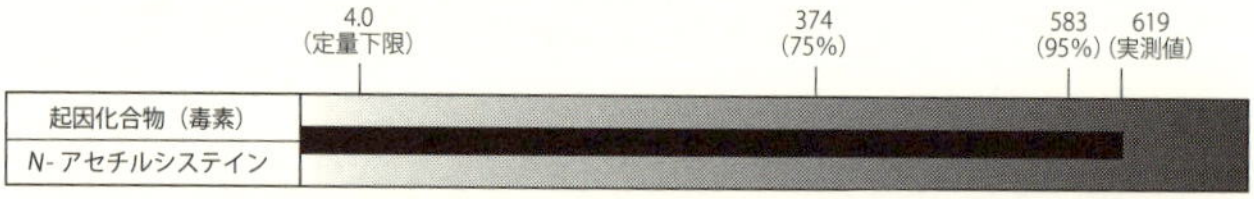

1,3−ブタジエンは石油を処理する過程でつくられた化学物質です。これは軽度のガソリン臭をもつ無色の気体で、大部分は、合成ゴムの製造に使用されます。発がん性物質として知られており、心血管疾患のリスク増加に関連づけられています。例えば車のタイヤなどのゴムとの接触で、皮膚を通して 1,3−ブタジエンを吸収することがあります。古いタイヤでつくられた子どもの遊び場や運動場などに使用されるクラムゴムは、実際にこれらの運動場で競技するサッカー選手らの発がんの確率を上昇させ、大きな問題になっています。

《症例2》　男性：慢性疲労症候群

プラスチックやラップなどの成分が多くたまっていました。治療は、ホルモンの補充やサプリメントで足りないものを補うより、先に体から解毒をすることが大切です。実際に解毒を行うことで症状が軽快していきました。

塩化ビニル

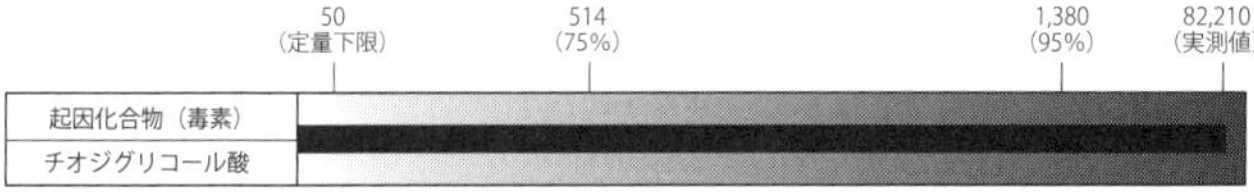

塩化ビニルは産業もしくは塩素化合物の分解によって放出され、大気中や水の中に入りこむことができます。また、塩化ビニルはポリ塩化ビニルを含む、いくつかの市販化学物質の合成を媒介するもので、これへの曝露は中枢神経系の抑制、吐き気、頭痛、めまい、腎臓損傷、退行性骨変化、血小板減少症、脾臓の肥大を引き起こし、最悪の場合、死に至る可能性もあります。

有機リン酸エステル

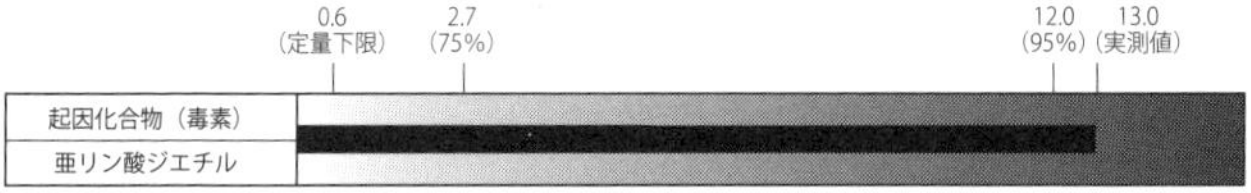

有機リン酸エステルは、最も毒性の強い物質グループの一つです。生物化学兵器にも使われていますが、最も一般的に使われているのは農薬製剤です。コリンエステラーゼ酵素の阻害剤であり、それは神経細胞の過剰刺激へ導き、発汗、唾液分泌、下痢、異常行動、攻撃性増加、うつ病などを引き起こします。子どもが曝露した場合には、広汎性発達障害（PDD）や自閉症スペクトラム障害にかかる可能性が２倍に押し上げられます。

第Ⅱ章

有害物質を正しく安全に解毒する

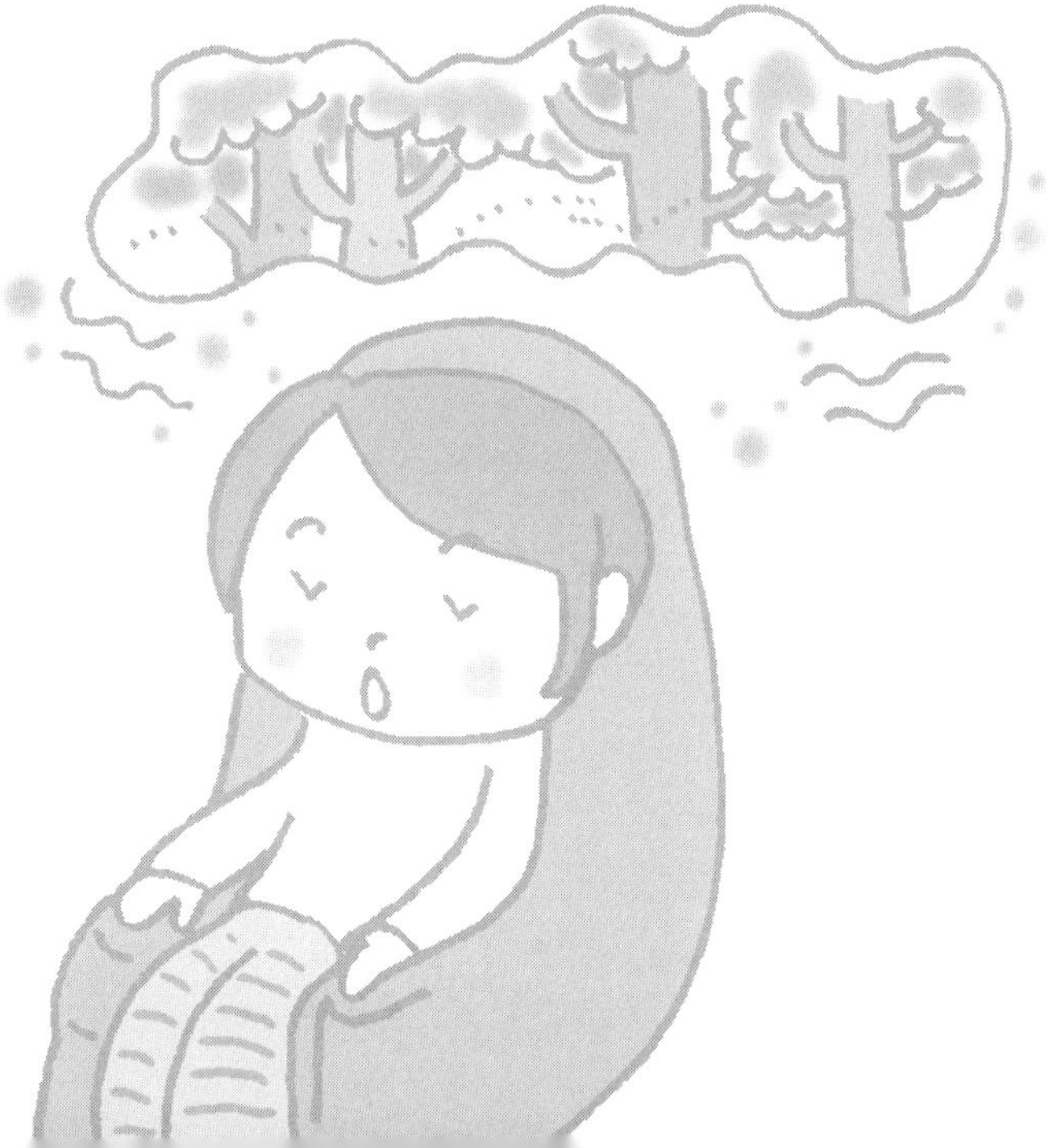

1　解毒の基本　4原則

　ここまでお話してきたように、さまざまな有害物質がいろいろな症状や疾患に関係しています。症状が出ている、病気になってしまったときには、私たちの排泄能力を超える有害物質がたまっているということを意味します。

　私たちは生まれたときから毒にさらされています。その毒の影響をいかに少なくし、ためないようにするかが病気予防のキーとなるのです。すでに、症状がある人、病気の人にとっては、毒をこれ以上ためないようにし、体外に出すことができるかが、病気を改善させる有効な方法となるでしょう。

　今ある体の毒を減らすことが、病をいやすことにつながるのです。

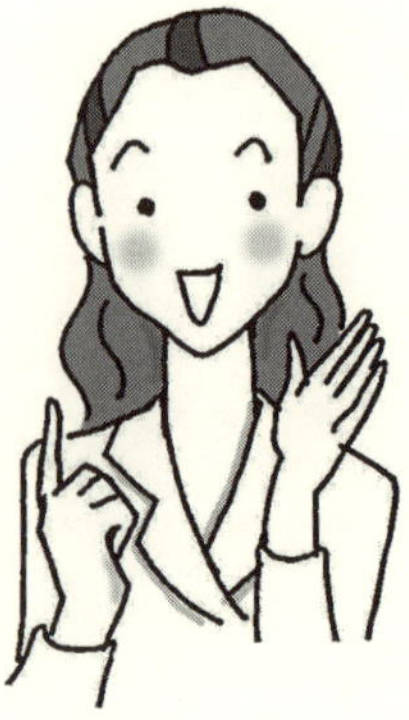

有害物質への対処方法

悪いもの、たまれば出したいですよね。

出し方は、悪いものがたまったら出す、くっついているものを外す（例えば、アマルガムという水銀が含まれている銀歯）、利尿剤や下剤で出す、点滴やキレート剤で重金属をくっつけて排泄する、解毒効果があるとされるサプリメントを大量に摂る……そうすれば解毒が進むと思っていませんか。

でも、ちょっと待ってください。はじめにも書きましたが、細菌やカビは、そのものが悪くて私たちにたまっているものばかりではありません。また、化学物質がどんどんたまるのも、私たちの体に異変が起こっているからです。酵素の働きが阻害され、代謝や排泄の能力が低下し、細胞の本来の機能が働いていないからなのです。

そんなときに、重金属が悪いからと銀歯を一度に全部取り除いたり、キレーションといって、人工的な薬や点滴で強引に排泄しようとしたり、カビや細菌を無理やり殺そうとしたりすると、体に大変な負担をかけることになります。排泄する力がないのに体に潜む有害物質を薬などで動かすと、全身に有害物質の影響が出て、かえって不調が出てくることがあります。治療のために害が出てくることは、本当の治療とはいえません。

私たちの体は、排泄能力の低下が起こっていると、有害物質がとても入りやすい環境になっています。まずそこを修復することのほうが重要であり、体にもやさしいのです。

「体に負担のかかる解毒はしない」

「安全に行う」

「あせらずゆっくり順番に行う」

ことが大切です。

まず、本来の体の機能を取り戻さないといけません。多くの対処法がありますので、一つでも心がけるといいでしょう。

【解毒の基本４原則】

1　有害物質をできるだけ避ける

2　有害物質が入りにくい体にする

3　内側から解毒しやすい体にする

4　1～3ができたうえで、いろいろなものを使って外からも解毒をやさしく手伝う

2　有害物質をできるだけ避ける

有害物質は単独でも害があるのですが、複数になると相互作用を起こして、さまざまな問題が顕在化することがあります。

有害物質が体内に入ると、その有害物質によって、排泄臓器へのダメージや排泄を助ける酵素の阻害、常在菌バランスの乱れ、臓器や細胞が連動して働くためのホルモンバランスの乱れが起こります。本来、有害物質を出したいのに、出しにくい体質になります。

出しにくい体質になると、有害物質はたまります。すると、さらに出しにくい体になります。出しにくい体になっているのに、それを無理に出そうとすると、かえって障害を起こす可能性があります。悪循環が起こるのです。

つまり、出すことよりも、入れないことのほうがずっと安全です。しかし、完全に入れないとい

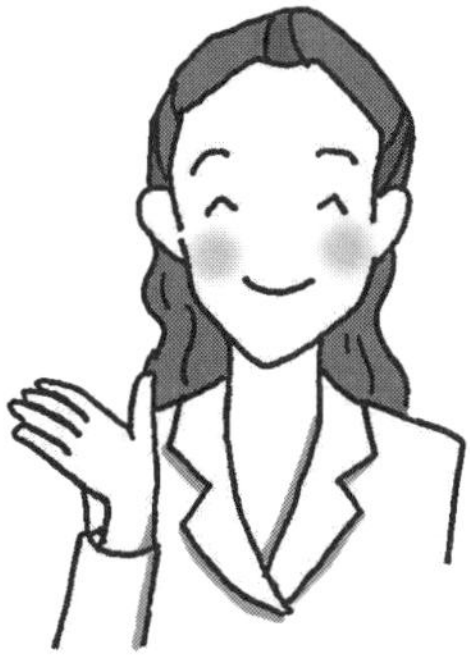

うことは不可能です。できるだけでいいので、有害物質を入れないようにしたいものです。

そのためには、何が有害物質かを知らなければなりません。どんな有害物質が、どのように体に入ってくるのかを知ることが、有害物質を入れないための最もよい方法なのです。治療や取り組みは、まず〝知ること〟から始まります。

どんな場所に住んでいて、いちばん長くいる場所はどこか

①自分の住んでいる場所や仕事場がどういう環境にあるかを知る

職場や住んでいる地域に次のような問題がないかを確認しましょう。

- ●高圧電線が立ち並んでいないか
- ●近くに電波塔がないか
- ●以前、工場があって、土壌汚染が進んでいた場所ではないか
- ●過去または現在、付近の川の上流やその場がごみの埋め立て地など汚染された場所ではないか
- ●近くに原発がないか
- ●近所で農薬を散布していないか
- ●排気ガスがひどい高速道路や交通量の多い道路のそばではないか

●工場の排気が多い場所ではないか

など、これらはとても重要な事項です。

水俣病や四日市ぜんそく、イタイイタイ病は有名な公害病です。そのころは工場排気や排水の規制が緩かったため、悲惨な被害が拡大してしまいましたが、築地市場の移転先の件でもわかるように、当時の残留物は今でも私たちに影響するほど残っています。もう何十年も前に製造が禁止されたＰＣＢがいまだに多くの土地から検出されています。

こんな事例があります。

Ａさんは、とても緑の多い、山深い田舎に住んでいました。水道は通っていないので、地下水からくみ上げて飲料水や入浴に使っていました。そのＡさんが若くして肺がんで亡くなったのです。喫煙もしない、空気もきれい、がんの家族歴もない、食生活もそれほど悪くなかったのに…。

じつは、Ａさんが知らない間に裏山が売られ、そこに廃棄物が埋められていたのです。それを知らずに水を飲み、入浴し、手を洗っていたのです。もちろん、廃棄物に含まれる化学物質が大きく影響しているものと考えられます。

もし、住んでいる土地に問題があれば、引っ越しすることを考えてください。無理な場合は十分な対策をしましょう。高圧電線は、自分の家との間に大きな建物があって、直接電磁波が届かなければ大丈夫です。電磁波対策グッズも出回っているので、これらを利用してもいいでしょう。

水は必ずフィルターを通す（飲料水だけではなく風呂やシャワーも）。排気ガスや空気が悪いときは、窓を開けっ放しにしない、ふとんや洗濯物は外に干さないなど、日常的に意識した生活を心がけることが大切です。

②いちばん長くいるところはどこか

専業主婦や子どもたちは、１日の大半を自分の家で過ごしています。そのため、住環境がとても大切になります。

新築の住居は、新しい建材や家具から出る有害物質、新しいカーペットや接着剤に含まれるホルムアルデヒド、多くの揮発性ガスやプラスチック製品などにあふれています。新居を建てるときには、なるべく有害物を含まない材料や接着剤、壁材、カーペットなどを選びましょう。新居に入る前には十分に換気をしてください。空気清浄効果のある炭や植物、清浄機などを利用するのも一つの手だと思います。

逆に、古い家の場合、カビや古いペンキの問題が出てきます。アメリカでは古いペンキには鉛が含まれており、小さな子どもがペンキを口にしてしまい、鉛中毒になることがあります。また、日本の気候はカビが発生しやすく、カビが産生する毒「マイコトキシン」のせいで喘息や多くの体調不良が出てきたり、ダニやハウスダストでアレルギーを起こすこともあります。

一度洪水や何らかの理由で浸水した家は、カビの宝庫になっています。道路から一段低い土地に建つ住宅も水分がたまりやすい場所です。かつて沼地や田んぼだった場所も同様です。水はけをしっかりと行いましょう。

住環境があまりにも悪いときは、先ほどの土地の問題と同様、引っ越しをおすすめします。また、排水経路を見直したり、リフォームを行うことも効果があると思います。

カビ対策にはこまめな換気が有効です。空気清浄機を置いたり、1日に1度は網戸も含めて窓を開けるようにしましょう。5分でもいいですから、屋内にしっかりと風を通します。「風水」でも滞りがあると運気が下がるといいますが、その意味するところは湿気やカビなどを発生させないことが目的でもあるのです。

【症例】10代女児　慢性疲労症候群

もともと元気だったが、小学校の低学年のときにガソリンスタンドをしていた祖父母の家に引っ越しをしたころから疲れやすくなった。数年経過すると頭痛、吐き気、めまいを訴え、家では横になることが増え、母親に「お母さん、どうして私の頭は痛いの？」と訴え続けていた。いくつもの病院で受診したが、血液検査などでは異常が見つからず、5年たってようやく当クリニックを受診した。「家に問題がある」と指摘したところ、一家は引っ越しを決意してくれた。すると頭痛、疲れやすさ、めまいが改善され、便秘も解消した。現在、食事やサプリメントで解毒を続けているが、以前のような言葉は一度も言わなくなったとのこと。

【コメント】

新居に引っ越してから体調が悪くなる子どもや母親がいます。父親は仕事で外にいる時間が多く、中高生は学校や部活で長時間、外出しているので、それほど「化学物質」などの影響を受けないのですが、自宅にいる時間の多い母親や小さな子どもに症状が出てしまうのです。なんとなく頭が痛い、めまいがする、ふらふらする、吐き気がする、やる気が起こらないといった症状です。この症例では、ガソリンスタンドを営んでいた祖父母の家に原因がありました。

なお、家で化学物質に反応するようになると、外でも反応するようになることがあります。

【症例】３歳女児　アトピー性皮膚炎

祖父母宅に2週間くらい帰省すると症状が改善し、自宅に戻るとまた悪化するということを繰り返していた。食べものはあまり変えていない。築40年以上の社宅で、古い家だったので、カビなどの問題があった。

【症例】８歳男児　気管支喘息

自宅が谷間にあった小学校低学年の男児は、気管支喘息を発症して、吸入剤などを使用していたが、日当たりのいいマンションに引っ越してからは一度も喘息の発作を起こさず、薬も使用せずに過ごせるようになった。この社宅には、喘息もちの子どもたちが多いと評判だった。家が谷側にあるため、壁紙などをはがすとカビだらけだったとのこと。

【コメント】

このように、古い家や低い土地に建っている家は湿気がたまりやすく、カビの温床となりやすいのです。それがアトピーや喘息の原因となっていることがあります。住環境で見直せるものは見直し、新しく家を建てる人はどういう場所か、また資材や家具に使われる有害物質をよく調べ、考えて建てましょう。

住環境で気をつけるべきこと

❶十分な換気ができるようにする
❷特に寝室は、１日の３分の１を過ごす場所なので、電波類、布（防火加工やフレグランス）、照明、ホルムアルデヒドなどに気をつける
❸宇宙線や電磁放射線を避ける
❹外からの電波塔などからの電磁波を避ける
❺洗濯に使用する製品を見直し、ドライクリーニングなどにも注意
❻飲み水や洗面、風呂水の浄化
❼フローリング、家具やビニールクロスに含まれる化学物質
❽ペンキや建具に含まれる化学物質
❾湯沸かし器などからの燃焼等に伴う副産物
❿電化製品や配線
⓫ガスファンヒーター、石油ストーブなどからの副産物
⓬防音対策や断熱方法（断熱材など）
⓭湿気などによるカビ発生の防止策、除去

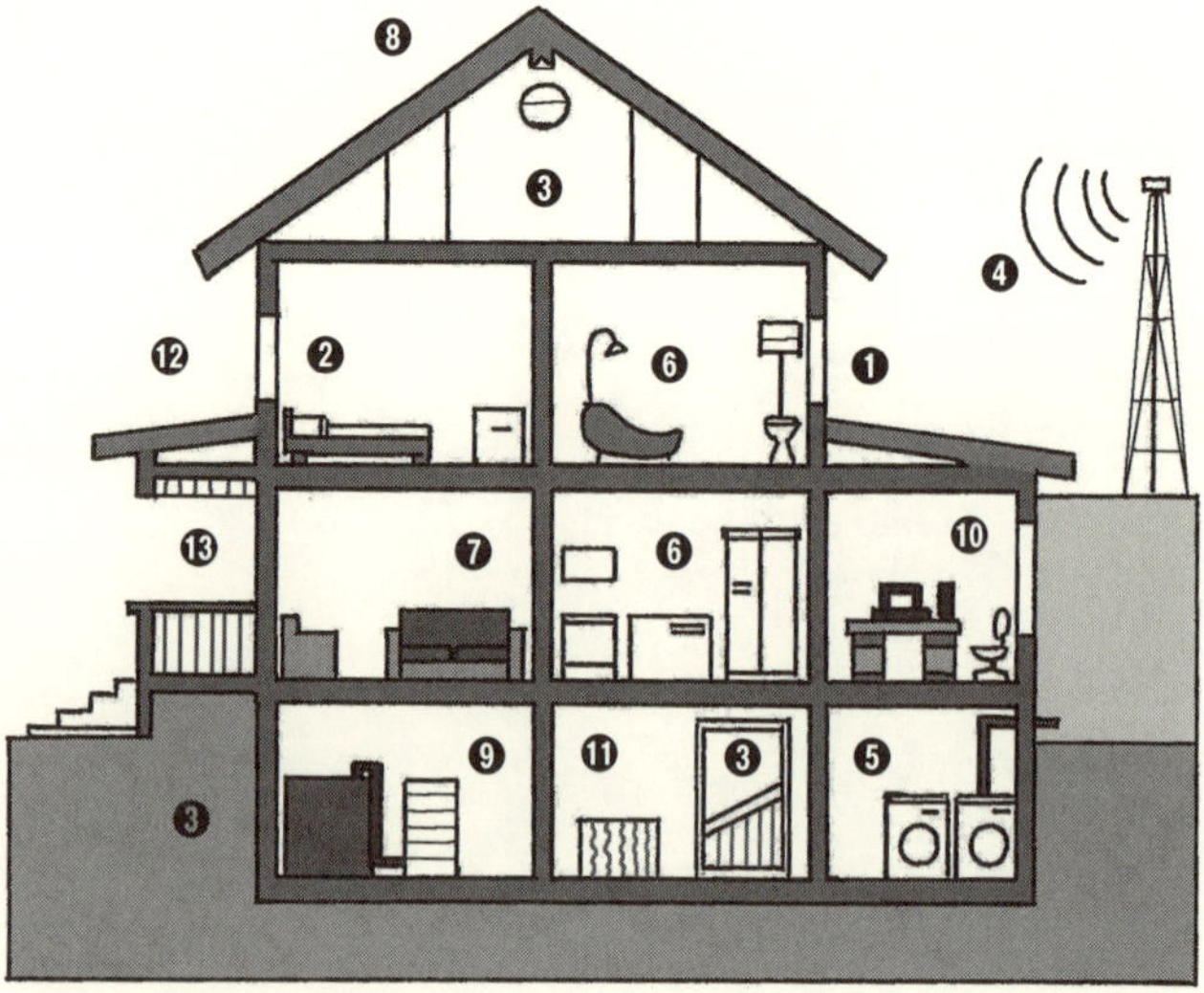

③職場や学校の環境はどうか

有害物質を取り扱う事業所や、解体などで多くのほこりや有害物質が含まれている粉塵を吸う可能性のある職場では、マスクやゴーグル、手袋など防具の装備が必須です。さらに、労働基準法や職場のルールとして定められている・いないにかかわらず、自らが気をつけてきちんと装備を整え、換気設備を整備したり、その後のケアを含めて職場環境を化学物質から守ることが大切です。

例えば歯科医師は、歯を削るだけでも重金属を吸入しています。吸入しない工夫をしっかりと行い、解毒を心がけることが自分の体を守ることにつながります。手袋やゴーグルなどの使用も、義務化されていなくても装着することが大切です。歯科衛生士も同様です。

スーパーや量販店、コンビニに勤めている方は冷房の害があります。レシートにはＢＰＡも含まれますし、レジ袋や多くの製品、清掃のための薬品などさまざまな有害物質に囲まれていることを知ることが大切です。

農家の方々も農薬など多くの有害物質がたまっていることを自覚しなければなりません。農薬を散布するときには、吸入や経皮から取り込んでしまっていることを忘れてはいけません。できれば、農薬を使わない、土壌から元気にするような改良を行うことが、農家の方たちの体調を整え、健康を取り戻すことになるのです。

また、清掃業者など薬剤を取り扱う職場、オフィスでのパソコンなどの電磁波、通勤での排気ガス（自転車通勤、バイク通勤など）など、あらゆる職場にそれぞれの有害物質が存在しています。美容院では、シャンプー剤、ヘアーカラー剤、パーマ液など多くの有害物質をお客さんに使っていますが、美容師自らが経皮からや吸入で体内に入れてしまっているのです。もちろん、荒れた皮膚から入るのは健康な皮膚からよりもずっと量が増えるということも知っておいてください。

私の友人でオーガニックのヘナを使ってカラーを行うようになった美容師さんがいます。あるとき、多くの有害物質をお客さんに使うことに疑問を感じたそうです。そして、体だけでなく自然環境にとっていかに悪いものを使用しているのかに気づきました。彼女はすべての有害物質を使うことをやめました。すると、パーマ液を使わない、シャンプーを使わない洗髪、オーガニックのヘナでのカラーリングによって、彼女自身が健康になっていきました。

【症例】50代女性　慢性湿疹

体のだるさと、数年来さまざまな治療をしても改善しない下肢の湿疹があり、当クリニックを受診。聞き取りではクリーニング店に勤めており、朝一番のシフトで掃除も担当、窓は開けないとのことだった。

ドライクリーニングした洋服は有機溶剤を使用している。これが揮発して、職場環境を悪化させていると推測されたため、シフトの変更や窓の解放、食生活の改善、汗をかくことなどを促した。すると数年来ステロイドを使っても改善しなかった湿疹は消失し、疲れやすさも改善した。

【コメント】

この症例のように、職場が極端な悪環境にさらされているときは、病気や不調の原因がわかりやすいのです。本人は自覚していないことも多いのですが、体のどこかに不調があるときには、何か有害物質にさらされていないかを見直す必要があります。

口にするものからの害を最小限にする

①食べもの・飲みものを選ぶ

添加物の入ったものをあまり口にしない、レトルトものやコンビニ弁当を控える、外食をする場合は作り手のわかる店でとる、手作りを心がける。こうすることで、化学物質や遺伝子組み換え物質など、体の害になるものを入れることを減らせるでしょう。

まずは、商品の裏の表示を見る癖をつけて、添加物の少ないものを選ぶようにしましょう。また、小麦、乳製品、加工品、砂糖など、炎症を引き起こしやすいものは避けましょう。

●水はどんなものを飲めばいいか

水道水をそのまま飲むのは、塩素やトリハロメタンなどが含まれているのでおすすめできませんし、古い水道管では鉛が含まれている可能性があります。

ペットボトルの水（ミネラルウォーター）を飲用水にしている人もいます。もちろん飲むなとはいいませんが、生活用水をすべてペットボトルでまかなうのはコストの面からも大変です。

飲用水には、アルカリイオン水、水素水、ＲＯ水、浄水器（カートリッジ）を付けた水など多くの水があります。ウォーターサーバーを使っていることもあるでしょう。それぞれに一長一短があります。

ＲＯ水は有害金属や物質がほとんど取り除かれ、透析の患者さんの透析液（血液と接する液）にも使われます。それほどきれいということですが、まったくミネラルがないため、ミネラル不足になります。きちんと補ったうえで飲みましょう。

また、水素水は高価ですし、水素は分子が小さくペットボトルから抜け出てしまいます。アルミパウチが進められていますが、アルミの問題もあります。いずれにしても水素水では必要な水分全部を補えないので、基礎になる水が必要です。

日常的に患者さんにおすすめしているのは、手ごろな値段の浄水器をつけることです。そして、カートリッジは早めに交換するようにといっています。例えば、交換目安が4か月なら3か月程度で、半年なら5か月程度で換えてください。

家を建てるとき、おおもとの水道管に浄水器をつけることができればいいのですが、できない場合は、お風呂のお湯も浄水器をつけて使用するほうがよいでしょう。浄水シャワーヘッドに交換するのも一案です。ただ、最近のバスユニットは自動的にお湯をはるタイプのものが多いので、お湯をためるときに炭を入れたり、ビタミンＣや入浴剤、水素などを入れたりするのもいいでしょう。

●食材はどう選んだらいいか

　農薬や遺伝子組み換え食品、化学調味料や人工甘味料（アスパルテーム、スクラロース）、果糖ブドウ糖液、人工着色料、保存料、防腐剤、Ph調整剤、発色剤などの添加物、缶詰類（BPAが多量にあります）、トランス脂肪酸など、私たちの食卓は多くの化学物質にさらされています。できるだけ、無農薬、低農薬のもの、遺伝子組み換えでないものを選びましょう。

　基本は無添加のもの、できれば食材そのものを買って調理しましょう。そして、加工品や缶詰類は避けることです。冷凍自体に大きな問題はありませんので、買ってきた食材をそのまま冷凍したり、家で作ったものを冷凍するのはいいのですが、加工した冷凍食品は原材料がわかりません。避けたほうがいいでしょう。

　また、多忙ななかで、毎日買い物に行くことができない方もいると思います。外食するときにはできるだけ、

幕の内弁当の食品添加物の例

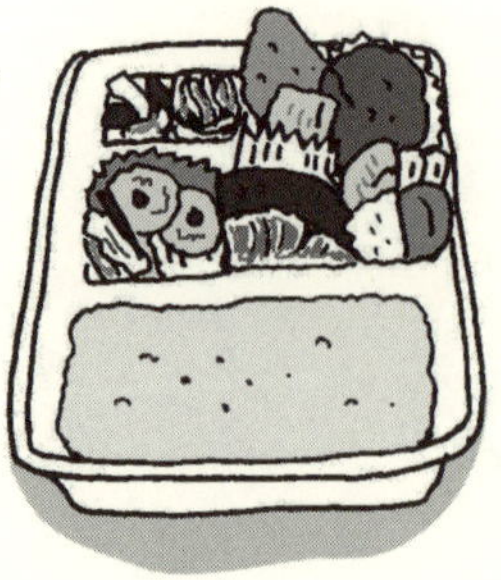

ウインナー
- 乳化安定剤
- 酸化防止剤
- 発色剤
- 合成保存料
- 結着補強剤
- pH 調整剤
- 化学調味料

ちくわの天ぷら
- 品質改良剤
- 化学調味料
- 合成保存料

たくわん
- 合成甘味料
- 合成保存料
- 合成着色料

シウマイ
- 化学調味料
- 湿潤剤

野菜サラダ
- 殺菌剤

かまぼこ
- 化学調味料
- 合成着色料
- 合成保存料
- 品質改良剤

わさび漬け
- 合成保存料

オレンジ
- 合成保存料（カビ防止剤）

どういう食材を使って、だれが作っているのかわかっているものを口にするようにしましょう。こだわっているレストランで食べたり、こだわった農家さんから購入する、安全なものを取り扱っている宅配業者さんからの購入をおすすめします（各会社で安全基準がちがうので、しっかりと確認しておきましょう）。

特に食材として気をつけてほしいのが、以下のものです。

●野菜類

F1株、遺伝子組み換え食品、農薬などに気をつけて購入してください。完全に除去するのは無理なので、新鮮なものを買いたいのなら近所の直売所や道の駅、スーパーの生産者が見えるコーナーなどで手に入れましょう。

●魚介類

大型の魚や長生きの魚、地をはう魚介類には重金属、ダイオキシンがたまりやすいものです。また養殖のものは餌や抗生物質などに注意が必要です。特にまぐろ、ぶり、鯛、くじら、あなご、カレイやヒラメ、たこやいかなどには注意してください。おすすめは、しらすやじゃこ、イワシ、あじ、さんま、あゆ、マス、サーモンなど、近隣の小型から中型の魚です。

●肉類

牛肉、特に飼料が牧草以外の穀物、また抗生物質やホルモン剤を投与されているものなど、本来の飼料だったもの以外を与えられている場合は、要注意です。抗生物質を与えられた鳥は早く大きくなるということがわかって以来、飼料に抗生物質を混ぜるようになりました。病気に感染していなくても抗生物質を使う理由はここにあります。乳製品や鶏卵、豚肉も同様です。

いい食材は、本来の飼料を食べさせ、放し飼いで育てています。そこからできる肉やバター、卵はいい食材といえるでしょう。

●缶詰類、レトルトパック、プラスチック容器に入った食品など

なるべく、瓶詰、紙パック、そのままの状態の商品を買うようにしましょう。

●砂糖類

煮物などで甘く味付けしすぎないようにしましょう。砂糖の代替品としてはオーガニックのステビアや羅漢果、また少量のメープルシロップやはちみつなどをおすすめします。料理を甘くしたり、甘辛くしない、つまり照り焼きなどはあまりしないようにして、素材そのものの味や、塩コショウなどのシンプルな味付、しょうゆのみ、みそのみなどで調味をし、砂糖を料理にあまり使わないようにしましょう。

●外食

ファミリーレストランなどでの外食の際は、食材だけでなく、容器・消毒・調理器具にも気をつけましょう。例えば、ほとんどの調理にはアルミの鍋やフライパンが使用されていますし、プラスチック容器に入れて蒸していたり、多くの消毒薬を使っています。食材も、輸入物や遺伝子組み換え食品を知らず知らずのうちに摂ることがあります。また化学調味料や時間の経った酸化した油を使っているなど、多くの問題があります。外食は最小限にしましょう。

●ジュース

果汁100％のものであっても、市販されているジュースはほとんど加熱しているので、果糖の害が出てきます。また、農薬の問題もあります。普通の炭酸飲料などは、果糖ブドウ糖液、カフェインその他多くの添加物が入っており、砂糖そのものです。飲みものは水かお茶（自分の家で手作りしたもの）を安全な容器に入れて飲む、もしくは持ち歩くようにしましょう。

●菓子

スナック菓子、クッキー、ケーキ、チョコレート、グミ、ガムなどは添加物の宝庫です。子どもたちのおやつには、工夫が必要です。

●お茶やコーヒー

カビや農薬、カフェインの害などがあります。無農薬のもの、その場で焙煎したコーヒー、ハーブティーなどを摂りましょう。

●酒類

アルコールは活性酸素を発生させるものです。分解酵素をもっていない人や少ない人は、アルコールを摂るのは控えたいものです。添加物の多いアルコールも要注意です。例えば、ほとんどの赤ワインには保存料として亜硫酸塩が含まれています。これは解毒の妨げとなる物質ですので、赤ワインのポリフェノールがいいからと添加物の入っているワインを飲むのはおすすめできません。また甘くしているチューハイや缶入りの飲みものやプラスチック入りのお酒、エタノールの入っているものなど、アルコール飲料には多くの問題があります。

原材料にこだわって蒸留させた焼酎や、こだわって作った地ビールや瓶ビール、オーガニックワインや無添加のワイン、長年熟成させた梅酒やブランデーなどを少量、適度に飲まれることをおすすめします。

②容器に気を配る

プラスチック製品の使用は最小限にしましょう。特に、油や醤油、酢などの容器には要注意です。プラスチック成分が油に溶け出します。醤油のような塩分濃度の濃いものやpHが低い酢、高温で処理する・したものを詰める（例えば、お茶や加熱料理したもの）などは要注意です。瓶入り、紙パック入り、そのものを買うなど、できる範囲で気をつけましょう。

焼きが甘い粗悪な陶器の場合など、釉薬から鉛やカドミウム、コバルトやマンガン、ニッケルなどが検出されることがあります。

また、日常生活のなかでもできることもあります。食器やナイフやフォークはプラスチック製を使わない、お弁当箱をステンレス製や木製のものにする、ストローを使わない、など簡単に気をつけられることがたくさんあります。

外食する場合には、割りばしのような漂白剤をたっぷり使った木ではなく、自分の箸をもっていくようにします。プラスチックのコップや皿は使わずに、ガラスや陶器のものを使うようにします。

赤ちゃんのミルクや飲みものを入れる容器は、プラスチックは避けましょう。ガラスの哺乳瓶もあります。プラスチックでもせめてBPAフリーと書かれているものを選びましょう。

スチレン製のコップに熱いコーヒーやお茶が入れられても飲むのをやめましょう。キャンプなどでよくもっていくことが多いと思いますが、避けましょう。

外出先でも、ガラスコップや紙コップが手に入ったり、横に置いてあったりしたら、面倒でも、注いで飲みましょう。最低限、飲み口からの害を減らすことができます。

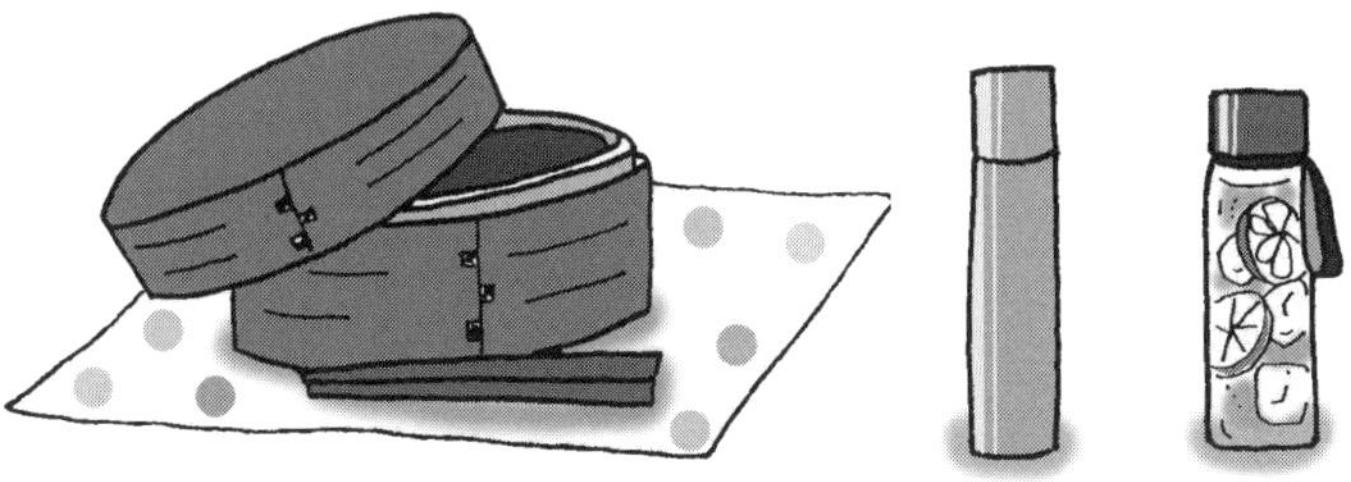

プラスチック容器でしか売っていない場合でも、安全な容器に移し替えるだけで、取り込む有害物質の量は違ってきます。

③調理方法や調理器具に気をつける

いい食材でも調理の仕方次第では有害物質を発生することがあります。例えば、揚げものや酸化（長時間おいているもの）したもの、電子レンジで異物化したものなどは危険です。

高温で揚げると脂肪がトランス化したり、酸化や糖化がすすんだり、タンパク質が変性して腸内で未消化物を作りやすくしたり、ニトロソアミンや尿毒症物質を作り出したりします。砂糖で味付けをするのも問題です。

調理の仕方だけでなく、調理道具にも気をつけないといけません。例えば、テフロン加工のフライパンや調理器具、アルミ箔でのホイル焼きやアルミの鍋、やかん（熱伝導がいいからとよく使われています）などです。フッ素加工がはがれてアルミの部分が出てしまっていることもあります。鉄鍋なども注意が必要です。土鍋やステンレス鍋、ホーロー、耐熱ガラスがおすすめです。また、フライパンはダイアモンドやセラミックでコーティングしているものもいいかと思います。

ただし、バランスも大切です。あまりにもこだわりすぎて何もできなくなってしまっては本末転倒です。日常生活で楽しく気をつけることができる範囲で行いましょう。

身につけるものや衛生用品にも有害物質がある

日常的に身につけるもの、洋服や衛生用品、化粧品などを見直します。また、クリーニングはドライではなく、水洗いにします。

●人工的に香りをつけたもの

芳香剤、アロマキャンドルなどの香りのついたものは極力使わないようにしましょう。エッセンシャルオイルという自然の植物の精油からとれたアロマなら問題ありませんが、アロマキャンドルとして売られているものや芳香剤といったものには、ＶＯＣｓという揮発性有機化合物やフタル酸など、多くの有害物質が含まれています。また、今は洗剤や柔軟剤にかなり強い香りのついたものが多く、干している洗濯物や洗った服などで気分が悪くなることがよくあります。

●化粧品などのパーソナルケア商品

女性が１日に使うパーソナルケア商品は平均９種類、そのなかには１３０前後の化学物質が入っているといわれています。多い人では、15～20製品を使う方もいるほどです。そのほとんどにパラベンやフタル酸が含まれているので、総量として相当量にのぼることが考えられます。多くの化粧品会社で使われている化学物質は、安全性テストの行われていないものがほとんどです。化粧品や整髪料、シャンプー・リンスもなるべく添加物の少ないものを使うように心がけます。

「オーガニック」「無添加」「自然派」など、安全をうたった化粧品がありますが、多くの化学物質が使われている場合もあります。ある一つの有害物質を使っていなかったり、オーガニック成分を少し使っているだけで「無添加・天然」などとうたっている商品もあるので、気をつけてください。また、すべて天然ものを使っているから大丈夫というわけではありません。天然ものには、アレルギーを起こしやすいものもあります。何か異常を感じたら、使うのをやめてください。

●手洗い、うがい、歯磨き、虫よけなどの消毒・除菌剤

手を洗うのに洗剤や消毒薬は必要ありません。水道水できちんと洗えば、雑菌は十分に洗い流されます。体も洗剤を使う必要はありません。石鹸を少量使ってもいいですが、重曹などをお風呂に入れれば余分な汚れはとれますし、髪もシャンプーなしで清潔は十分保てます。

しかし、洗剤を使い慣れた人は非常に違和感を感じると思います。はじめは界面活性剤が入っていない、もしくは有害物質が含まれていないものなどに切り替えていくのがいいでしょう。歯磨き粉も界面活性剤入りのものは必要ありませんし、マウスウオッシュなどはかえって口腔内環境を悪化させるので必要ないものです。

帰宅してのうがいも水道水で十分です。さらに積極的にしたいときには、梅酢を薄めたり、ハーブなどを用いてうがいしてもいいと思います。

虫よけスプレーにはハーブやアロマでつくったものを使います。虫の多いところに行くときには長袖長ズボンや網などで物理的にガードしましょう。自然の草（除虫菊など）でできた蚊取り線香もあります。

●衛生用品

女性で要注意なのが生理用品やおりものシートです。生理用品やおりものシートは、ほとんどに遺伝子組み換えのコットンが使われています。さらに、漂白剤や化学物質、熱さまシートなどにも使われている高分子ポリマーが含まれています。

多くの遺伝子組み換えコットンは、除草剤のグリフォセートに耐性になっています。刈り取るときや成長期に雑草を刈る手間を除くため、遺伝子組み換えコットンにはグリフォセートがたくさんまかれているというわけです。女性の膣や性器周辺は粘膜なのでさまざまなものが吸収されやすく、またそこには大切な常在菌がいます。これらのバランスが一気に壊れてしまうのです。

そして、高分子ポリマーが入っていると熱を奪うので、冷えが生じてしまいます。さらに、多くの化学物質が入っているので、バランスを失った常在菌は守ってくれず、体内に入るのです。布ナプキンやオーガニックコットンのナプキンが販売されていますので、それらを使用してみてください。生理中の不快感がほとんどなくなります。

【症例】30代女性　子宮筋腫

子宮筋腫のため、生理痛がかなりきつかった。自分なりに勉強して、シャンプーが悪いのではないかと思い、香料や合成界面活性剤が含まれていない石鹸シャンプーを使うようにしたら、1年後には筋腫が消失、生理痛も起こらなくなっていた。

【症例】40代女性　膣カンジダ

生理中つねに冷えがあり、膣カンジダをもっていた。ナプキンを布ナプキンに変えてみたら、全く冷えを感じることがなくなり、膣カンジダも消失した。

【症例】30代女性　子宮頸部上皮内がん

若いころから不正出血が続いていて、子宮頸部上皮内がんを指摘されていた。生理痛もひどく、腹痛、腰痛があり、痛み止めを使用しないといけないほどだった。

まず、おりものシートを使っていたので、やめてもらい、生理用のナプキンを布ナプキンに変えてもらった。乳製品や甘いものも控えるよう指導した。翌月生理の量が大量になったが、その翌月は通常量になり、生理痛も通常の3分の1くらいになった。痛み止めも極力使わないように指導したが、使う必要がないくらいだった。3か月目はほぼ正常の血液の量で、痛みはなくなった。定期検査で病院にいくと、上皮内がんは消失し、正常になっていた。

【症例】30代男性　口臭・口の粘り

とにかく口臭と口のネバネバが気になっていた。そのため、強い市販のマウスウォッシュと歯磨き粉で常に歯を磨いていた。まず説明をし、それらの製品すべてをやめてもらい、石鹸歯磨きを使うように指導した。はじめの1月は口で噛むタイプのプロバイオテクスをすすめたところ、完全に口腔内の不快感は消失した。ちなみに口を開けて寝るようだったので、夜寝るときに口テープをしてもらった。

【コメント】

私たちの皮膚、膣、口腔内には多くの常在菌が存在して、共生しています、有害物質の多くは、常在菌のバランスを崩し、炎症を引き起こし、バリア機能をこわし、体内へ入ることで、さらなる害をもたらします。身につけるものを無害なものに代えるだけで、不快感が消えるだけでなく、病気が治ることもあります。皮膚から入る毒についても見直してみましょう。安さや見た目だけで物を選ぶのをやめましょう。

掃除用品はなるべく害のないものを

掃除には、クエン酸や酢、重曹などをうまく使いましょう。クエン酸や酢はカルキ汚れ、重曹は油汚れがよくとれます。洗濯、風呂掃除、食器洗い、家の各箇所の掃除に使えます。

初めは洗剤の減量から始めてもいいかもしれません。お湯を使ったり、蒸気や高圧を使って洗うのもいいと思います。アルコールやハーブ、エッセンシャルオイルなども消毒や消臭に効果的です。

掃除用品は、なるべく化学物質や有害金属が含まれていないものを選択しましょう。汚れをまめに拭き取ったり簡単に掃除をすることで。強い洗浄力のものが必要でなくなることもあります。

皿や鍋、フライパンなどを洗うときは、油ものはすぐに重ねず、ティッシュやペーパータオルでふき取ると、洗剤の必要量はぐっと減ります。例えば、横で野菜をゆでたお湯があれば、それをそのまま捨てず、フライパンに移せば油がすぐ取れます。お湯は油落としには効果的です。

日々コツコツ掃除をするのも一つの方法です。一気に洗剤を大量に使って掃除をしなくてもよくなります。本当に忙しいとき、頑固に汚れがこびりついて自然なものでは取り除けないときは、化学の力を借りるのも大切です。ただ、使うときは換気をしっかりし、マスクや防具をつけましょう。そして、使いすぎに注意してください。

薬は最小限に

体調が悪いときは、漢方やホメオパシー、ハーブ、鍼灸や整体、カイロプラクティスなど補完代替医療を利用し、なるべく薬を使用しないで経過をみましょう。ただし、漢方やアーユルベーダで使われる薬草などには農薬や有害物質が混在しているものもあります。産地やそれぞれの製品の製造方法などをしっかり確認しましょう。体調が問題ないのに不必要な漢方などを飲む必要はありません。

枇杷の葉には抗炎症作用や殺菌作用があります。古くから、焼酎漬けを作って傷や腫れ物に使ったりしています。風邪をひいたときには、枇杷の葉が足浴や腰浴に使われたり、こんにゃく湿布や芋パスター（里芋湿布）が自然の湿布として使われてきました。また、生姜や大根おろしの汁やネギ、チキンスープやおかゆを食べたりもしてきました。

胃腸がもたれるときには食事に気をつけ、消化を助ける梅干しやレモンなどのすっぱいものを先に食べたり、下痢や腹痛時には梅肉エキスや鮒ずしなどを用いたりなど、おばあちゃんの知恵ともいうべき、薬をなるべく使わずに治す自然の方法があります。

もちろん、急性疾患や重篤な症状が現れたとき、生命の危機に直面したときなどには必要な薬を使うべきですが、本来は病気になりにくい体をつくり、予防していくことが大切なのです。

【症例】50代女性　健康維持のため来院

食生活などはしっかり気をつけているのに、尿検査で有機リン系の有害物質がたまっているのが判明したことがある。よくよく聞いてみると、中国から生薬を取り寄せて10年来飲み続けているとのことだった。服用をやめてもらったところ、半年後の再検査では値は減少していた。

【コメント】

健康のためによかれと思って摂っている漢方やサプリメントでも、原材料には十分に気をつけないといけません。

ブルーライトは極力減らす

今はほとんどの液晶画面からブルーライトが放たれます。この光にさらされると不眠や自律神経のバランスが乱れることがあります。

パソコンやテレビなどから出るブルーライトは画面の調節で極力減らすこともできます。画面を調節して明るさを弱めたり、青色を抑えたりすることでずいぶん楽に観ることができるので試してみてください。夜10時以降は wi-fi や家電の電源をできるだけ切っておきましょう。

また、電磁波をカットする商品もあります。信頼のおける店で値段と相談して購入してください。

【症例】40代男性　不眠

聞き取りをすると、眠れないので暗い部屋で何時間もスマホを扱っていることが判明した。入浴もしていないとのことだったので、寝る1時間前に入浴し、部屋を暗くしてスマホを使わないで入眠を指導したところ不眠が解消した。

【コメント】

体のどこかに不調があるときには、何か有害物質にさらされていないかを見渡す必要があります。また、この症例のように原因がはっきりしていなくても、日々プラスチック製品や重金属などを避けて生活をしていけば蓄積が避けられるのです。心がけが大切です。

3　有害物質が入りにくい体にする

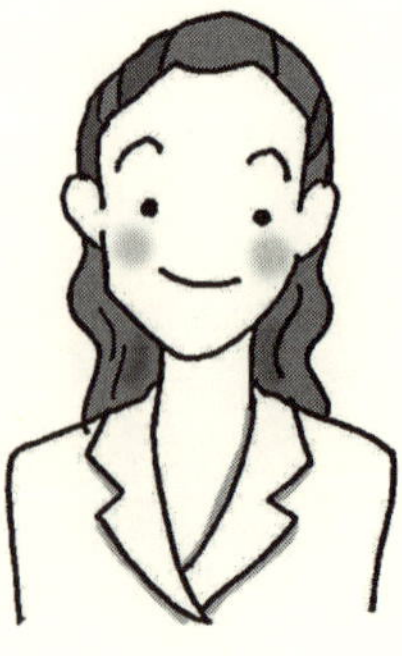

「有害物質が入りにくい体」とは、どういうことでしょうか。

私たちの体には多くのバリア機能があります。発達が十分でない赤ちゃんや子どもはこの機能が弱く、低体重や未熟児の子はさらに十分な機能が整っていません。

たとえそれがほんの少量だとしても、赤ちゃんや子どもたちをあらゆる有害物質から守ってあげなければなりません。

さらに、成長した後でも機能が低下するような状態に陥ることがあります。いつもは大丈夫でも、気をつけなければならない時期や状態があることも理解しましょう。

バリア機能を高める

①皮膚のバリア機能

皮膚は全身の表面を覆い、外の細菌や有害物質を直接体内に入れないように守るという役目をもっています。さらに皮膚には、ランゲルハンス細胞という免疫系の重要な役割を担っている細胞があります。

近年の研究では、ケラチノサイトという細胞に、温度・圧力（機械刺激、気圧など）、光（紫外線、可視光、赤外線）、音波など、さまざまな化学刺激に対する受容体があることがわかってきました。

また、コルチゾール、オキシトシン、βエンドルフィン、一酸化窒素、ドパミンなどさまざまな情報伝達物質を合成し、放出する機能もあります。(13—14)

皮膚の構造

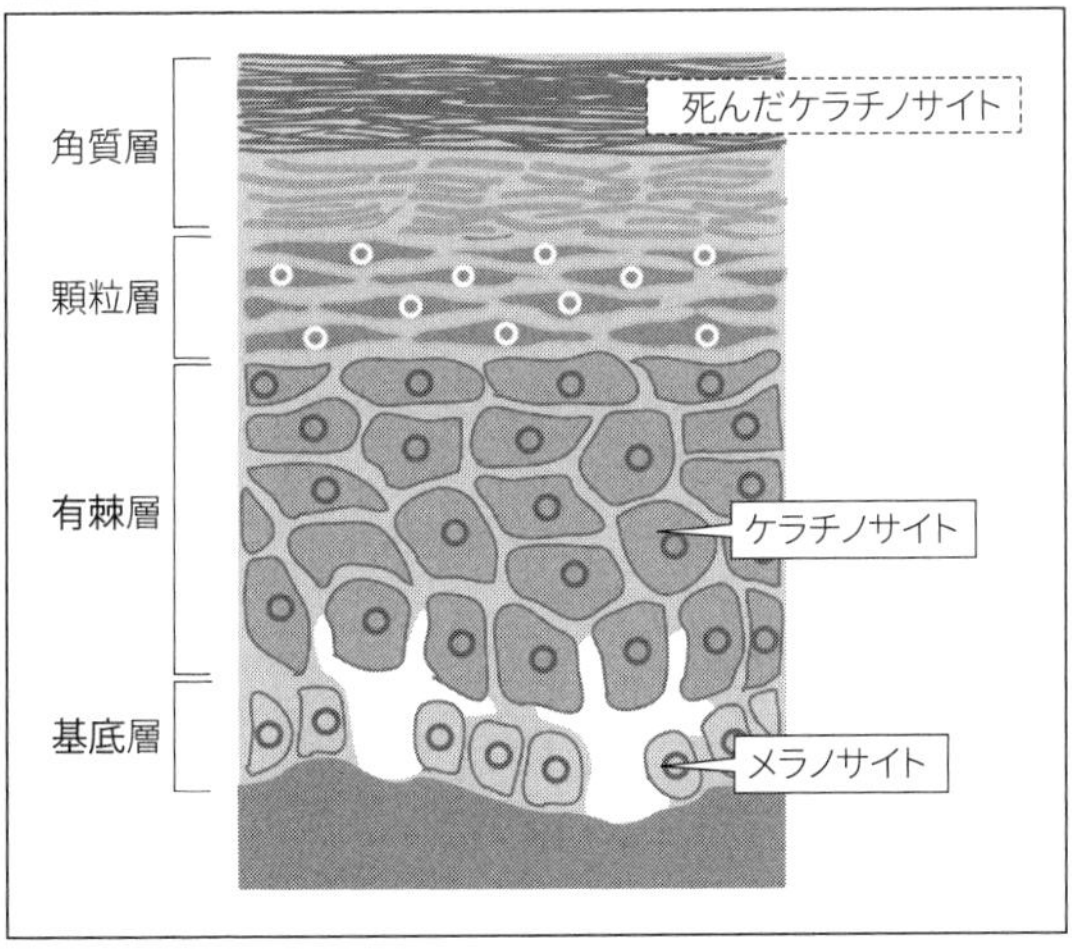

皮膚は、単なるバリア機能をもっているだけではなく、外部環境からの情報をキャッチし、その情報を全身に知らせ、生理現象や情動に反応する重要な機能があります。それは動物でいう「体毛」です。「腸は第二の脳」とよくいわれますが、「皮膚は第三の脳」ともいわれています。

皮膚の健康（バリア機能）が障害される――傷ができたり、ただれたりしていれば、いろいろな有害物質が簡単に入ってきます。

例えば、全身やけどで最も怖いのは、このバリア機能が失われ、感染症で亡くなることです。バリア機能を失っている範囲が広ければ広いほど、体内の水分が失われていくのですが、それは点滴で補うことができます。しかし、あらゆる場所に存在する細菌やウイルス、カビなどの侵入・繁殖は防ぎようがなく、抗生物質だけでは太刀打ちできません。

このような極端な状態だけではなく、皮膚炎や栄養状態の不良、加齢による皮膚機能の低下は、さまざまな問題を引き起こすのです。

②私たちを守ってくれる腸のバリア機能

腸にはバリア機能があり、それは「物理的」「化学的」「微生物的」の三つに分類されます。

「物理的バリア」は、単純に外からの物質を構造上ブロックします。上皮細胞がタイトジャンクションとよばれるものでくっついていて、いろいろな物質を通しにくくしています。また、細胞の表面に粘液の層を形成し、物理的に壁となり、防御してくれます。

粘液の層は「化学的バリア」も兼ね備えています。粘液の主な成分はムチンという腸の杯細胞からつくられるタンパク質で、粘膜の保護作用やタンパク質分解酵素への耐性に関わっています。その他の粘液成分には抗体も存在します。これはリンパ球からつくられ、「入るもの」「入らないもの」をふるい分けしてくれるのです。

「微生物的バリア」とは、腸内細菌によるバリアのことです。よくない細菌の増殖を抑える抗菌物質を分泌したり、体外から入ってくる微生物と競合して体内に入れにくくさせたりします。

このようなバリア機能が失われると、有害物質が簡単に体内に入ってきやすくなってしまうのです。

腸管上皮バリア機能

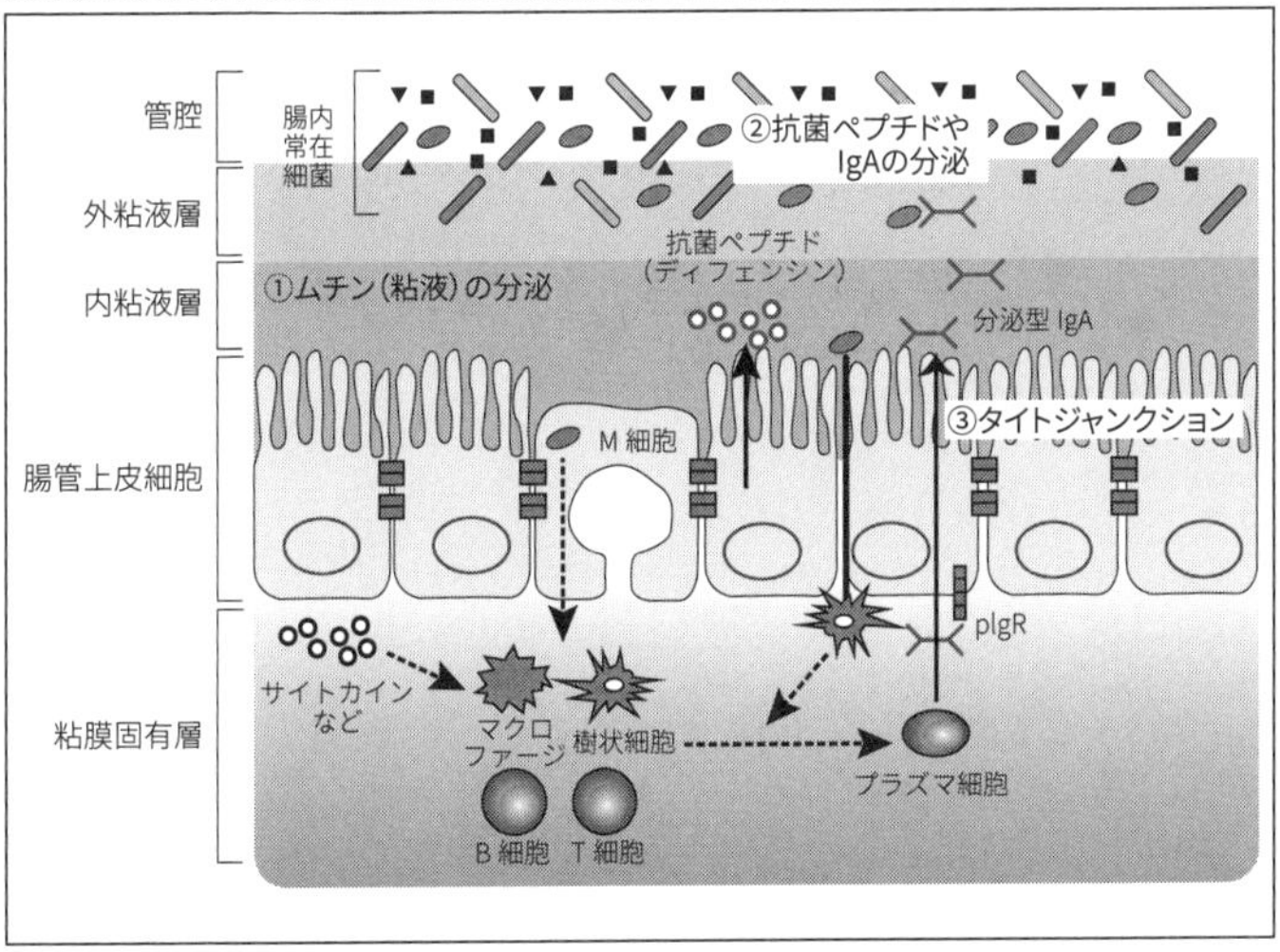

炎症を鎮める

①バリア機能を失う原因は「炎症」

炎症とは、傷や感染、アレルギーなどの反応によって、その影響を受けた場所が赤く腫れて熱を持ち、痛みを感じたりする状態を指します。

この反応は外的な物質の侵入を防いで外に出そうとする、排泄の一つとも考えられます。ですから無理に抑えてはいけません。炎症を起こさせないようにすること、炎症があれば自然に治めていくこと、原因となるものを減らすことが大切なのです。

細菌やウイルスなど異物が体内に入ってきたり、それに感染すると、まず外的なものから体を守ろうとして、その侵入（感染）部分の周辺にある血管が縮みます。そのダメージを受けた組織からサイトカイン（IL1、IL6、TNFαなど）といわれるタンパク質を分泌し、全身に危険信号を送ります。すると、全身の血管が広がり、水とともに応援物質や白血球などが分泌され、さらにロイコトリエンやヒスタミンなどの炎症メディエーターも産生されることで炎症を引き起こし、異物と戦い始めるのです。

炎症は急激に起こる反応と思われがちですが、腫れあがったり、熱をもったり、痛みを感じない慢性的な炎症もあります。近年、この慢性炎症は全身の疾患と関連することがわかってきました。

有害物質は炎症を引き起こします。炎症があると、先ほど述べたように血管からさまざまな物質が産生されます。本来それほどいろいろな物質を通さない血管が、それらを通すようになってしまいます。その結果、体内から誘導される物質と同時に、外から入ってきたものも簡単に通すようになるのです。

炎症は局所で起こっているようにみえますが、サイトカインなどの信号は血管を通って全身に送られます。すると、全身の血管がいろいろなものを通しやすくなるようになり、この状態はさまざまな粘膜で起こります。

粘膜というのは、気管支や口腔内、消化管や目、鼻腔、脳脊髄関門（脳内へ簡単に異物が入らないようにしている体の仕組み）、血管などで、必要な栄養などは通し、異物などは入らないようにブロックしたり、水の平衡を保つように選択ができる機能があります。

粘膜の炎症は、全身の粘膜の炎症と考えていいのです。つまり、腸の透過性が亢進していれば、血管、脳脊髄関門、口腔内粘膜の透過性が亢進しています。するとあらゆる場所から異物が入ってくる可能性があります。

炎症がその粘膜の機能を障害してしまうのです。例えば、正常な腸の粘膜は網目のようになっていて、物質の透過を選択できるようにきめが整っている（先ほどの物理的バリア機能）のですが、炎症が起こるとそのきめに粗いところができます。すると、本来は通さない物質を通してしまったり、栄養が吸収できなかったり、体内に残しておきたいものが漏れ出たりすることがあります。これは「リーキーガット症候群」（漏れ出る腸）といわれ、その研究が盛んに行われています。

リーキーガットは、アレルギーや栄養障害、免疫異常など多くの疾患の原因といわれています。腸の役割は栄養を吸収することですが、腸に消化しきれていないものがたくさん残ったり、粘膜に炎症があったりすると、正しい栄養吸収ができずに栄養不足になり、吸収してほしくないものまで吸収してしまうようになります。そして、体内に有毒な物質が入り込んでしまうのです。

さらに、口腔周辺の炎症（歯肉炎、歯槽膿漏、上咽頭炎）も全身症状に関連しているといわれて

リーキーガット症候群

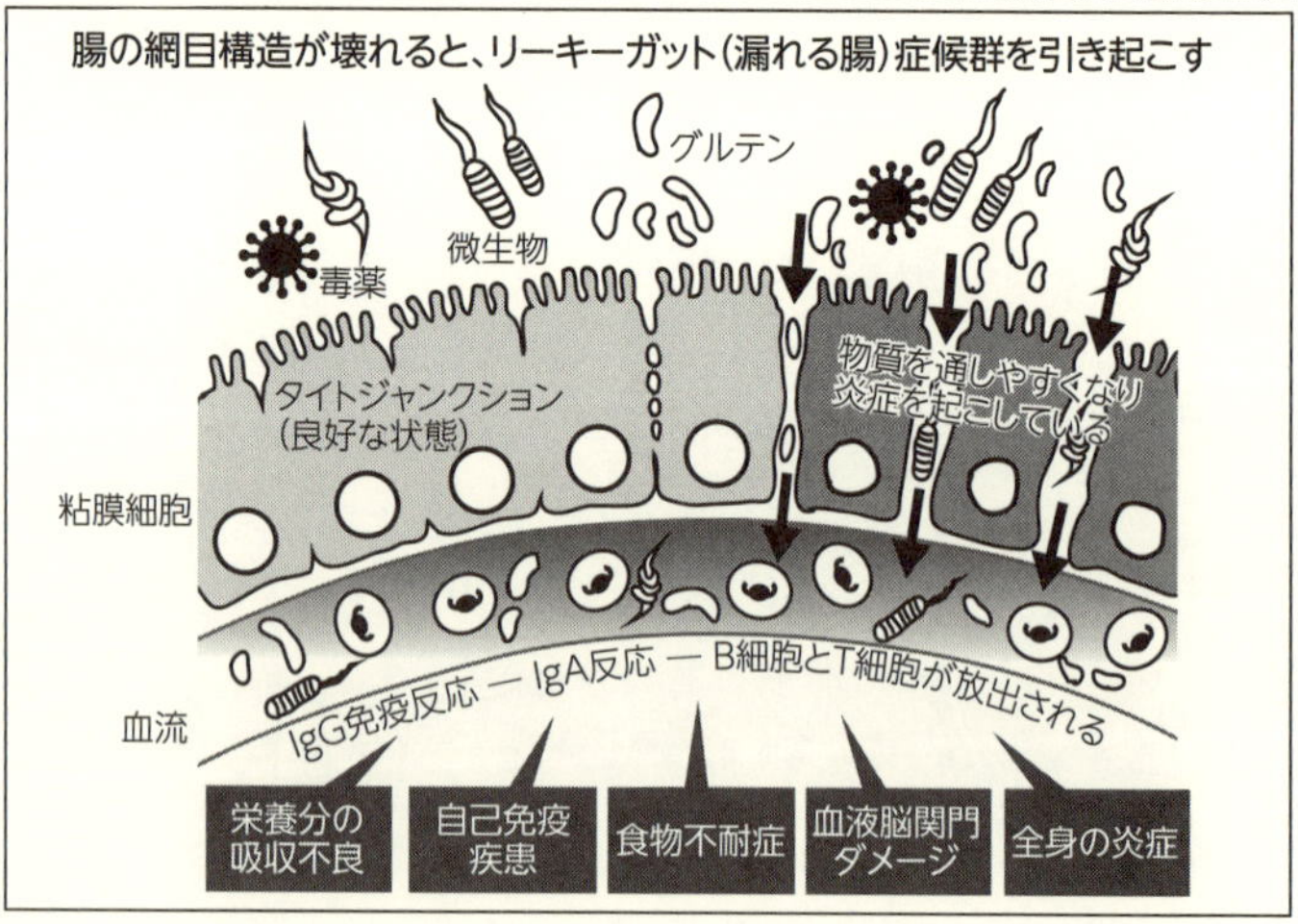

腸の網目構造が壊れると、リーキーガット（漏れる腸）症候群を引き起こす

います。口腔内の炎症と動脈硬化や流産、上咽頭炎と腎炎や関節リウマチ、線維筋痛症などとの関連も報告されています。

口は外から体内に物を入れる入り口で、多くの防御能力があります。口腔内にはリンパ組織が存在します。そのため異物が多く入ると体を守ろうとして炎症を引き起こすのです。

②炎症を鎮めるためには

有害物質が入りにくい体にするためには、まず炎症を引き起こしやすい食べもの（乳製品、砂糖、小麦製品、加工品、化学調味料など）を控え、腸炎や鼻炎になりにくくする、消化のいいものを食べることが必要です。

口呼吸を防ぎ（口呼吸は口腔内の乾燥によって、雑菌の繁殖や咽頭リンパ組織の乱れや鼻粘膜の萎縮を引き起こし、上咽頭炎や歯肉炎、虫歯などを起こしやすくする）、意識して口を閉じるようにしましょう。

よく話す人、歌う人、スポーツする人は、口で呼吸すること

鼻呼吸と口呼吸

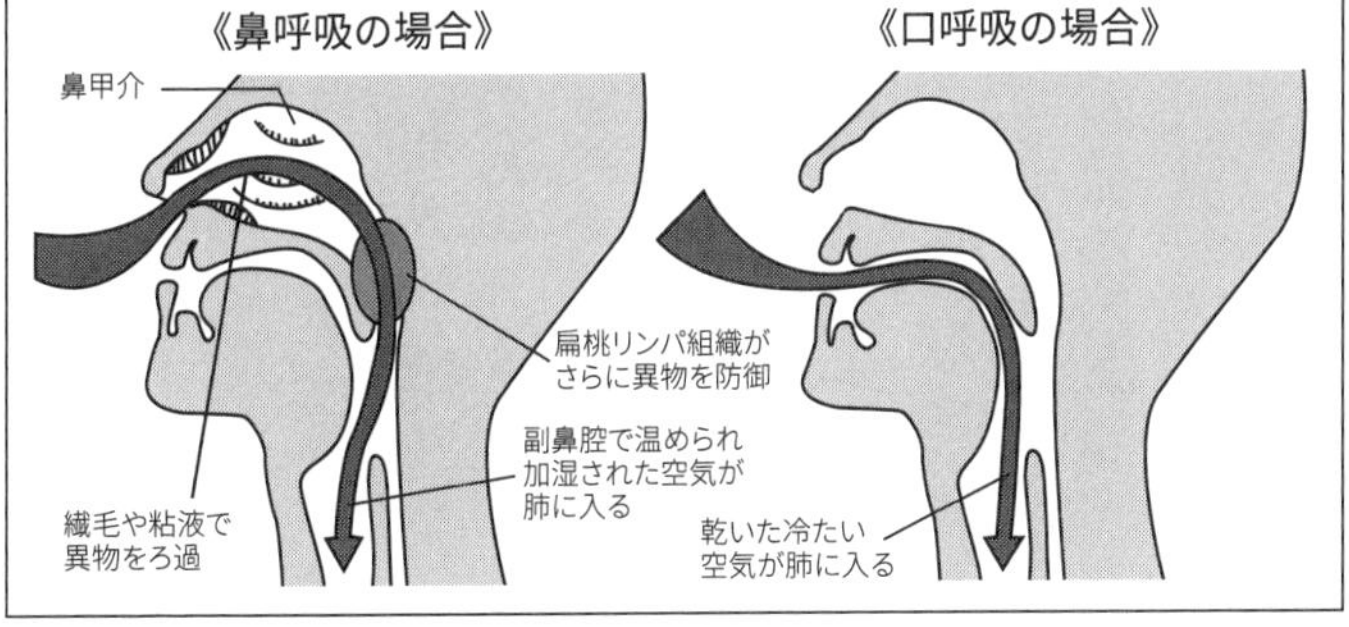

が多いといわれます。子どもも口が開きやすいので注意を促し、鼻での呼吸を意識させましょう。

さらに、しっかり歯間ブラシなどを使い口腔内の手入れを行い、口テープ（寝るときなどに口に紙テープをはり、開かないようにする）や鼻うがいをして鼻呼吸をするように意識しましょう。

上咽頭炎に対して、当院も含めてですが「ＥＡＴ」という上咽頭擦過治療（炎症を起こして増生した上咽頭の粘膜をこすり取ることで、正常な粘膜の再生を促し、炎症を沈静する。以前は「Ｂスポット療法」とよばれていたもの）を行っているクリニックもあります。

歯肉のケアは、時には歯医者さんに行って歯石や歯垢の除去をしてもらったり、ひどい歯槽膿漏は治療をしてもらいましょう。

当然、虫歯は放置しておかないように。虫歯がある場合には金属歯を入れるのを避けましょう。

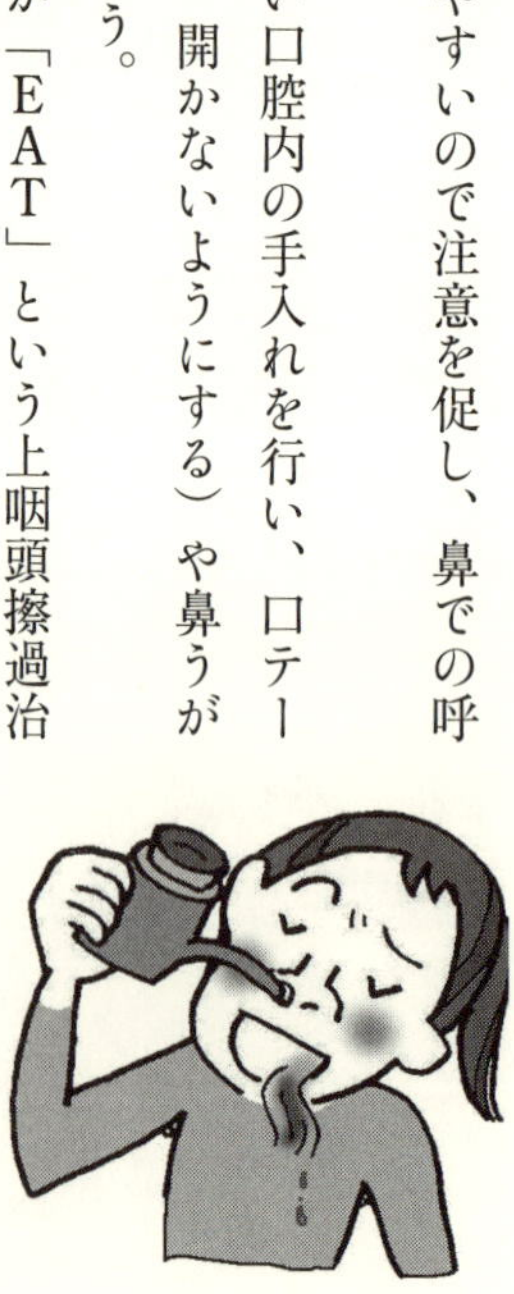

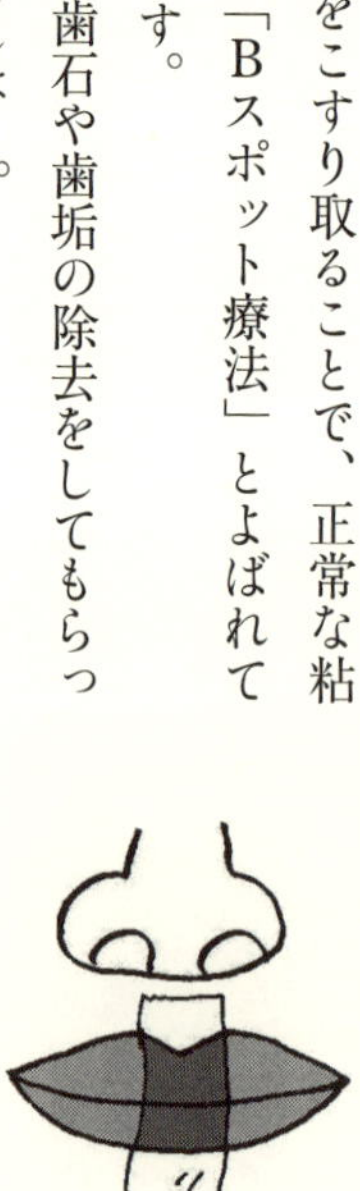

③低酸素状態も炎症を引き起こす

腎臓は低酸素に対して弱い臓器です。酸素が少ない状態が続くと、菌がいなくても炎症を引き起こすことが知られています。

まだまだ多くの炎症のかたちがありますが、その炎症性疾患自体が有害物質から起こっていて、お互いに悪さをし合っています。

医療機関で治療してもなかなか病気がよくならないときには、このような慢性炎症が関わっている可能性があります。そのような場合は、できるところの炎症から治していくのです。緊急時以外は、無理に炎症を抑える薬を使うことを避け、原因をしっかり見極めましょう。

④消化しやすい食べものを摂る

栄養で大切なことは、「何を食べたらいいか」ではなく、「何を消化し、吸収しているか」です。いくら栄養価の高いものを食べても、腸の状態がよくなければきちんと吸収できませんし、未消化のものが腸に停滞すれば有害物質が発生します。腸の炎症を改善することで多くの疾患が改善していきます。

腸の状態を改善して症状がよくなった症例はたくさんあるので割愛しますが、炎症を引き起こしやすい食べものをやめ、消化しやすい食べものを、消化しやすい状態で摂っていきましょう。食べものについては、この章の最後で詳しく解説します。

【症例】40代男性　慢性疲労症候群、不眠

10代で交通事故にあい、1年間入院。かなり出血したようで、貧血のために低酸素が続いていたと思われる。高校入試で無理をし、入学した高校では部活も頑張っていたが、3か月ほどで突然体が動かなくなり、学校に行けなくなった。特に人間関係で問題があったわけではないが、その後ずっと引きこもりが続いていた。アルバイトをしようとしても仕事が覚えられず、集中できないとのこと。

検査の結果、上咽頭炎が判明し、クリニックでEAT（Bスポット療法）と自宅での鼻うがい、食生活の改善を行った。2か月で疲れやすさ、頭痛、ボーッとすることが減り、アルバイトを始めた。仕事も覚えられ、元気で働いている。

【症例】50代男性　適応障害

仕事に行こうとすると頭が痛くなり、熱が出る。人間関係がうまくいっていない相手のことを考えると同症状が出る。上咽頭炎が認められ、EATを行うと、頭痛、発熱は3回目で消失した。

【症例】10代女性（高校生）　子宮頸がんワクチン接種後の副作用

子宮頸がんワクチンの接種後、風邪や膀胱炎などを繰り返すようになった。疲れやすく、気分の変調もひどくなり、時々頭痛で学校に行けなくなる。上咽頭炎はあったが、EATは怖くてできない。

自宅での食生活の改善と鼻うがい、歯肉のケアと鼻呼吸（口呼吸が認められたため）をすすめたところ、徐々に頭痛は改善、風邪や膀胱炎も繰り返さなくなった。現在は、志望していた大学に合格でき、楽しい大学生活を送っている。

【症例】60代女性　糖尿病

他院で内服治療をしていたが、HbA1c 10・4とコントロールが不良のため相談に来られる。口腔内をみると虫歯を放置しており、歯槽膿漏もひどかった。そこで歯科治療でしっかり口腔ケアをしたところ、3か月目には7・8にまで改善。食事指導もしていき、内服薬も減量し、1年半たって内服薬は1種類のみで6・7前後になった。

【コメント】

このように、バリア機能を整え、炎症をコントロールすることによって、有害物質が入りにくい体となるのです。

4　内側から解毒しやすい体にする

体の排泄機能を高める

①まず、ストレスのケアをすること

私たちは多くのストレスをかかえています（ここでは有害物質などの物理的なストレスは省きます）。イライラ、怒りや不安、恐怖など、精神的なものも大きなストレスとなります。

強いストレスがあると、交感神経が優位になり、体は戦闘モードとなります。筋肉を硬直させ、血管が収縮して血糖値を上げ、すぐに戦える、もしくは逃

自律神経系の図

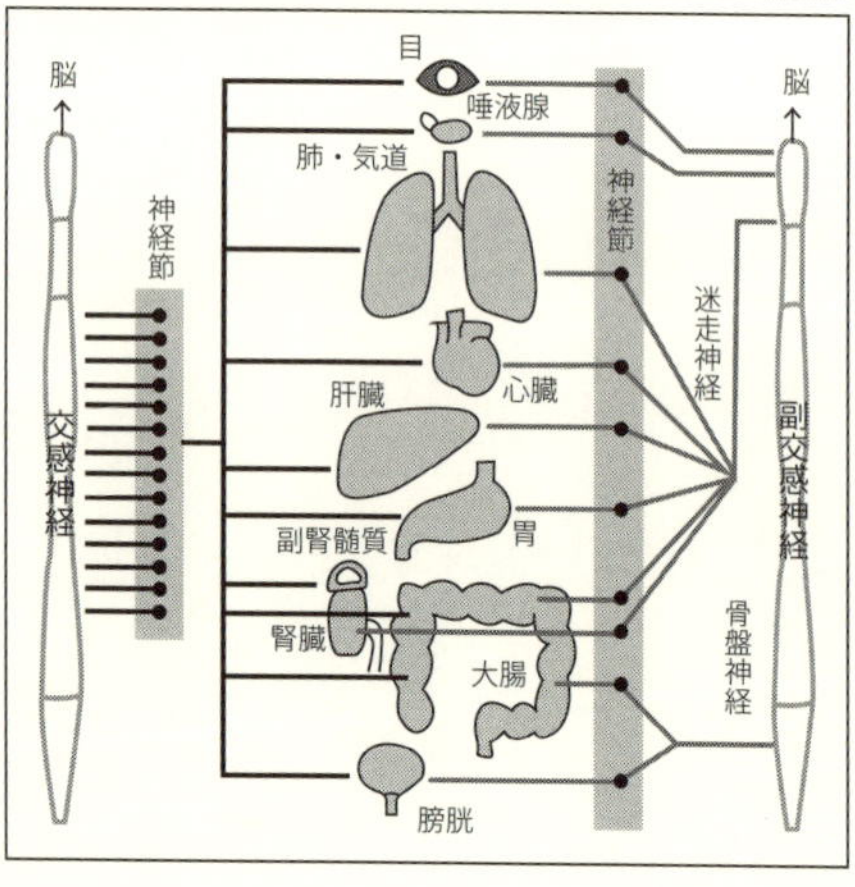

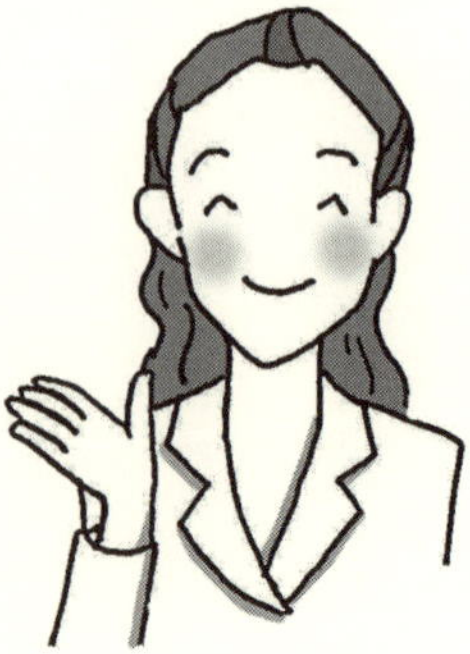

げられるようにかまえます。すると、内臓（排泄臓器も含める）の機能を高める副交感神経が抑制されるのです。また、交感神経が刺激されるとグルタミン酸を過剰につくり、副腎皮質ホルモンがつくられるため、交感神経過緊張や副交感神経抑制が起こり、さらに血管が収縮し、血流は落ち、炎症を引き起こして解毒、排泄機能が落ちていきます。

後述しますが、ストレスは、解毒・排泄にかかわる多くの遺伝子の働きを抑制します。怒りが体の炎症を引き起こすのです。たばこを吸ってもいないのに、ストレスで肺に炎症を起こすことも報告されています。

現代のストレス社会では、どうしても交感神経が優位になりやすいのですが、できるだけリラックスして副交感神経を優位にするようにしましょう。

今注目されているマインドフルネスや瞑想、ヨガ、アロマ、旅行、散歩、深呼吸、森林浴など、なんでもかまいません。身近な近所の神社で手を合わせる、自宅の仏壇に向かって目を閉じるだけでも効果があります。

自分なりのストレス解消法を見つけ、強いストレスは避けていくことが大切です。

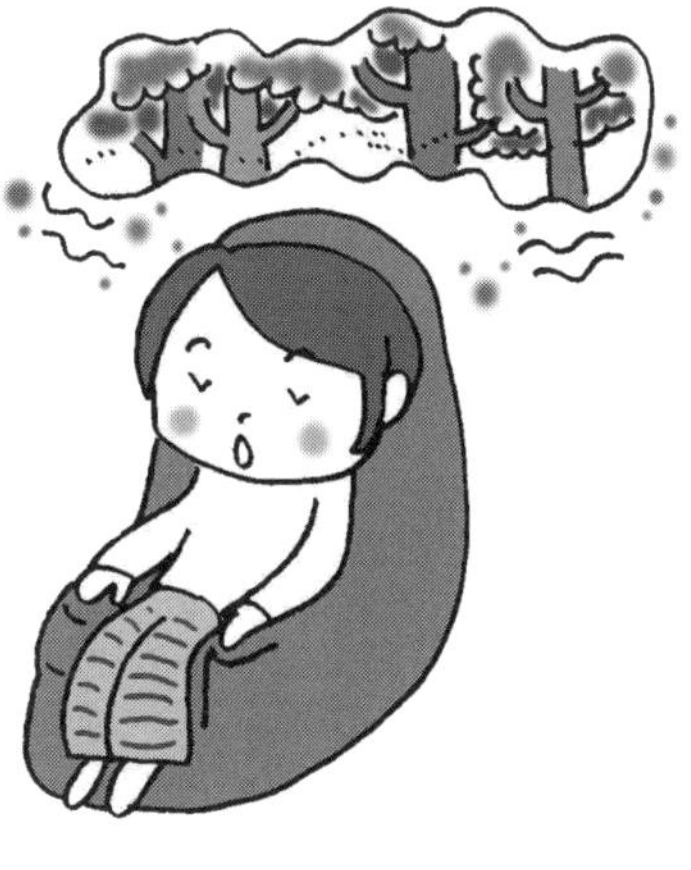

【症例】20代女性　臨床心理士　アレルギー、湿疹、月経困難症

アレルギー症状と顔湿疹のため受診。血液検査で白血球中のリンパ球が23％しかなかった（このことは交感神経過緊張を示す）。人間関係に問題をかかえ、また多忙によるストレスもあった。マインドフルネスを勉強して、毎日行うようになったところ、2か月後来院したときには、リンパ球はほぼ理想に近い33％まで回復、顔の湿疹も改善した。さらにひどかった生理痛も解消された。

【コメント】

彼女は自分に合ったリラックス法で、交感神経優位な状態を解消することができました。それとともに自律神経のバランス、ホルモンバランスも整ってきたと考えられます。

②睡眠はとても大切

睡眠が妨げられると、時計遺伝子（Clock Gene）が乱されます。この時計遺伝子は解毒を制御しているのです。[15] つまり、睡眠に問題があると解毒がうまくできないということです。

睡眠にトラブルがある場合は、寝室を見直しましょう。寝る前にテレビを観たり、パソコンや携帯を扱ったりするのはやめましょう。

EMFなどのブルーライト、wi-fi などはきちんと切って寝るようにしましょう。

寝る1時間ほど前にしっかり湯船につかって、体温を上げることも、寝入りをよくする方法です。上がった体温がゆっくり下がるときに副交感神経が優位になり眠くなります。

【症例】50代男性　腎機能障害

検診で腎機能障害を指摘されて来院。eGFR50mL／分と軽度の腎障害を認めた。聞き取りにて、人から譲られた犬が毎日午前2時に大声で吠え、全く眠れない日が半年続いていたことがわかった。犬を預けるか、もしくは人に譲るよう指導したところ、久しぶりに熟睡ができた。1か月後の再検査で65まで回復していた。その後、食生活の改善なども指導していくと70以上となり、治療を終えた。

【コメント】

睡眠が大切というのは、寝ている間に体内の臓器を回復させ、排泄機能を促すからです。副交感神経を優位にし、排泄臓器の働きをよくしてくれるのです。また脳には、視床下部といって自律神経を整えるいちばん上位の機能があります。睡眠によって脳をゆっくり休めることで、いい状態をキープできるのです。

③夜間に激しい運動をするのは避ける

運動をすると交感神経が優位になってしまいます。寝るときに必要なのは、メラトニンという夜間に増えるホルモン、セロトニンというゆったりした気持ちになるための脳内の神経伝達物質、ビタミンB6やマグネシウムなどです。

セロトニンとビタミンB6は腸でつくられるので、腸が元気でないとダメなのです。消化を必要とする状態での睡眠は眠りを浅くし、未消化物を体内に増やすことになります。夜間は消化よりも吸収する時間帯なので、しっかりと胃の内容物をなくしてから寝るのが理想です。寝る前、できれば就寝4時間前に食事が終わっているようにしましょう。正しい食事、消化力をつけることが大切なのです。

その他、副交感神経と交感神経のバランスを整えるためには、爪もみや温冷シャワーを交互に浴びたり、寒風摩擦なども有効です。これらは血流を上げ、リンパ管の流れも助けます。

適度な運動も血流を増やし、有酸素で体内に酸素を届け、代謝を上げてくれます。同様に自律神経のバランスも整えます。激しい運動のしすぎは活性酸素を増やし、炎症体質にしてしまいます。激しいスポーツが好きだったり、しなければならない状況のときには、しっかりと鎮静し、食事は無農薬のものや、抗酸化物を多く含む生野菜や果物など、炎症を抑えるものを積極的に摂りましょう。水分を多く摂ることも忘れないでください。

【症例】50代男性　甲状腺機能低下症

筋力トレーニングが大好きで、週3回仕事が終わったあと夜8時くらいからハードなトレーニングをしていた。体の疲れがとれない、昼間が眠いとのことで来院。甲状腺機能を調べると機能が低下しており、TSHは14もあった。そのため、夜のトレーニングはしばらく休んでもらい、パンや甘いものを控えてもらうようにした。3か月でTSHは3と正常値となり、昼間の眠気も、体のだるさも改善した。トレーニングを控えてウォーキングをしてもらうようにしていたのだが、徐々に運動を始めるのなら、朝か休日の日中にするように指導した。

【コメント】

体にいいと思われることでも、やり方を間違えると害になることがあります。交感神経優位になり、血糖が上がりやすくなり、活性酸素の発生が促されたのでしょう。自分の体とリズムに合った運動が大切です。

④ミネラルは解毒にとても重要

亜鉛は活性酸素の除去に関与し、ホルモンのバランス、重金属の排泄など３００種類以上の酵素の補因子として働きます。

亜鉛、マグネシウム、カリウムなどのミネラルは解毒に必要な補酵素です。水を体にためこむ作用のあるナトリウムや糖と拮抗するので排泄を助けてくれます。これらが不足すると有害金属がたまりやすくなり、有害金属はミネラルの吸収障害を起こします。

ミネラルが不足している状態を確認する方法は、毛髪検査・尿検査・血液検査・手のひらに光をあてる検査などがあります。ただ、そのような検査をしなくても、爪（白い点やもろさなどがみられれば亜鉛不足、平べったい形や縦線が入れば鉄不足などのサイン）を観察したり、抜け毛や髪の毛にこしがなかったり、骨のもろさや虫歯、肌の乾燥などでわかることも多いのです。

まず、食生活を見直し、肌や爪や髪などをよく観察し、体にミネラルを補充する食生活を心がけましょう。ビタミンは腸内細菌がつくってくれます。⑥の胃腸の話も参考にしてください。

【症例】30代女性　線維筋痛症

慢性疾患があると、尿中からミネラルが失われやすい。またストレスから甘いものがほしくなり、尿から糖とともにミネラルが失われ、血液検査で亜鉛の低下がみられた。お風呂にマグネシウム塩を入れてもらい、梅酢を薄めたものや梅干などでミネラルを補充してもらうようにしたところ、むくみがとれ、亜鉛の数値も上昇し、疼痛も半減した。

【症例】40代男性　疲れやすい

手のひらでミネラルの数値がわかる検査（オリゴスキャン）で、亜鉛の不足が認められた。梅酢やミネラル豊富な海の塩などや亜鉛のサプリメントを摂ってもらったところ、元気になり、疲れにくくなった。

【コメント】

体から有害物質が出にくいのは、排泄を助けてくれる酵素を補うミネラルやビタミンの不足によることが多いです。ストレスでも消耗し、また胃腸や肝・腎の機能低下によっても低下します。

ミネラルが十分に体に入っていくことが解毒のキーといえるでしょう。

⑤体を弱アルカリ性に保つ

体にたまった代謝物や有害物質の多くが酸性物質です。私たちの体は弱アルカリ性（pH7・4）に保たれるべきです。酸性方向に傾くとさらに毒が出にくくなります。ビタミン・ミネラルを含む多くの食べものはアルカリ性食品（生野菜、梅干しなど）です。酸性食品（加工品や砂糖や加熱食）を多く摂ってしまいがちな現代では、意識してアルカリ性食品を摂る必要があります。

【症例】60代女性　高血圧

検診で150台の高血圧を指摘されたが、薬を使いたくないと来院した。食前の梅干（古式のような高塩分ではないもの）と梅肉エキス（無塩）をすすめたところ、体重が72kgから65kgに、腹囲は88cmが76cmに減り、血圧も140を超えることがなくなった。むくみもとれてきた。

【コメント】

今は多くの食べものが酸性食品で、疲労物質も酸性のものが多いのです。アルカリ性食品を食することで酸性に傾きやすい体を弱アルカリにするためのエネルギーを節約することができます。また酸性食品は有害物質をためこみやすく、アルカリ性食品は排泄を促します。梅干をはじめとするアルカリ性食品を積極的に摂りましょう。

⑥胃腸を元気にする

すぐにサプリメントに頼るより、自然な食物や生活を改善することで体を整え、栄養を吸収できるようにしていきましょう。安易にビタミン剤を摂れば、腸の中の悪玉菌やカビなどのエサとなり、かえって悪くなることもあります。

胃腸は大切な栄養吸収臓器であり、排泄臓器です。また、もう一つ大切な防御機能をもっています。腸は、人のさまざまな臓器のなかでいちばん初めにつくられる臓器だといわれています。原始的なミミズでさえ腸はあります。食物の分解・栄養吸収に加え、免疫性物質の80％が腸に存在しています。さらに腸は便をつくり、排泄し、栄養を吸収する、食べものを消化する、そのほかに腸内細菌と協力して多くの機能を果たしています。

今最も注目されているのは、腸が免疫力を左右する器官であるということです。食べものや水、あるいは呼吸で吸い込む空気中にいる多種多様のバクテリアやウイルスは、これらと同時に体内に入ってきます。そのとき、免疫機能が正常に働かなければ、これら外部から侵入したものがさまざまな悪さをして、体のいたるところで異常反応を引き起こすのです。

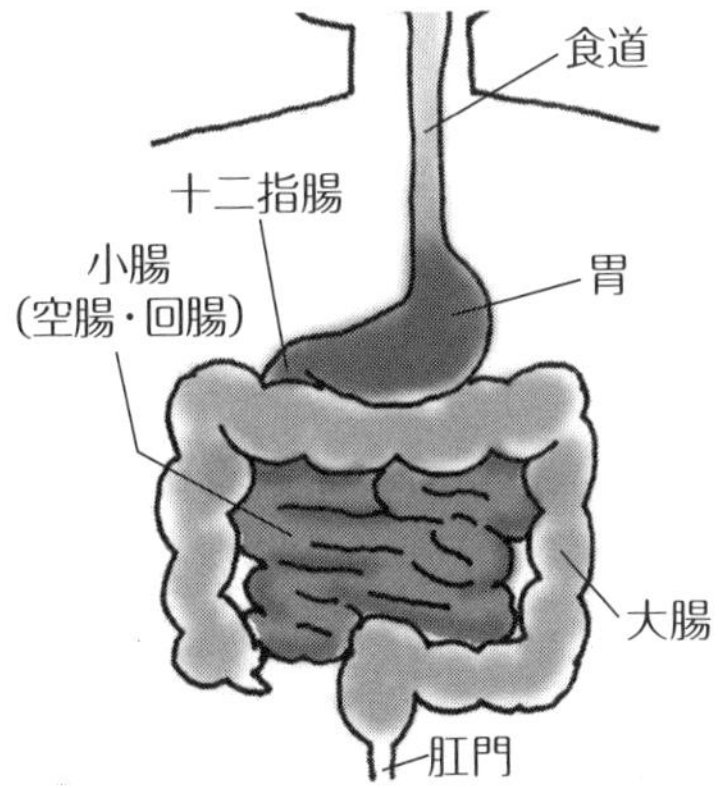

有毒物質を解毒してくれる体をつくる

①腸をいい状態に保つ

腸の粘膜組織や腸内細菌は、体内に入ってきたカビの毒や有毒な物質を解毒し、無害なものに変えてくれます。化学物質のうち、女性ホルモン様物質の30〜50％がこの腸内細菌によって分解されているといわれています。

腸内環境の悪い人は薬や有害物質によって反応が出やすいことになります。逆に多くの有害物質を摂ると腸内環境が悪くなり、悪循環になるのです。(16)

この解毒が進まないと、腸内にあった有害物質が腸の血管やリンパ管に入り、肝臓やリンパにダメージを与えることになります。

●腸と腸内細菌の働きを知る

腸内細菌はバリア機能だけでなく、ビタミンB_2・B_6・B_{12}・K、ビオチン、パントテン酸や葉酸などを合成します。また、女性ホルモン（オキシトシン）とともにセロトニンといわれる神経伝達物質を増やす働きがあるのです。

腸内細菌はその人それぞれに菌の種類や分布が違います。腸内細菌叢には1000種類以上の菌が100兆個もいます。人の体をつくっている細胞はおよそ60兆個ですが、それよりも多いのです。

腸内細菌叢は独特の世界をもっています。生まれてきてからどんな菌にどれだけ触れて、どんな菌が腸に入ってきたかなどで、形や構成をどんどん変えていきます。

人の健康状態を詳しく理解するためには、自身の遺伝子だけでなく、その人がどのような菌と共存しているかを解析する必要があります。それが今話題になっている、常在菌の遺伝子も考慮しなければならないとする常在菌メタゲノムです。

●体質は腸内細菌叢によって決まる

アレルギー、セリアック病、胃がん、自閉症、肥満症、拒食症、クローン病、その他の炎症性腸疾患、2型糖尿病などの患者の腸内細菌叢の変動について研究がなされていて、健常者との違いが報告されています。

赤ちゃんは、生まれてくるときに母親の産道の菌に触れることで初めて外部の菌に触れます。そこが赤ちゃんにとっての大きな腸内環境の変化です。ですから、お母さんの腸の状態がとても大切になるのです。

生まれて1～2日は、大腸菌や腸球菌、ウェルシュ菌などが発生しはじめ、3～4日目に母乳をあげることで善玉菌とされるビフィズス菌が現れ、腸球菌、ウェルシュ菌などが一気に減り始めます。5日目以降にはビフィズス菌が圧倒的に優位になります。そして、そのあとに何をあげるか（母乳か粉ミルクか）で、腸内の状態が大きく変わります。

粉ミルクで育てられている赤ちゃんの大腸菌の数は、善玉菌である乳酸菌やビフィズス菌の10倍ほどもあるといわれています。大腸菌がすべて悪玉ではありませんが、母乳で育てられている赤ちゃんの腸内はほとんどがビフィズス菌です。赤ちゃんの最初の便は真っ黒です。3～5日後に黄色く変化しはじめたときが腸内細菌との共存が始まったというサインです。

●善玉菌と悪玉菌のバランス

腸にはよい菌もいれば悪い菌もいます。しかし、悪い菌だけを除去すればよいわけではありません。実際はさまざまな菌がいることによってバランスがとれているのです。

善玉菌（今は有益菌といいます）とよばれるものには、乳酸菌やビフィズス菌などがあり、悪玉菌にはウェルシュ菌やクロストリジウム属菌などがあります（今はきちんと分けられなくなっていますが、便宜上ここではこのように分けます）。

そのほかにも、腸内にはたくさんの種類の細菌がいますが、多くは日和見菌といって、善玉悪玉のどちらでもない、どちらにもなりうる菌です。

少しでも善玉菌が増えると、日和見菌はよい菌として働きます。逆に悪玉菌が増えると悪い菌に近い働きをするのです。善玉菌・悪玉菌の数パーセントの変化で、日和見菌も影響を受け、全体で数十パーセントの変化が起こります。また、抗生物質や多くの衛生用品、遺伝子組み換え食品や農薬などの乱用によって、善玉菌、悪玉菌ともに減ると、少数派だった細菌ではない真菌類のカビが繁殖してしまうことがあります。

腸内細菌によって、アレルギー、自己免疫疾患、糖尿病、肥満や、精神の状態が変わってくるといわれています。腸を大切にしていないと腸に炎症を引き起こします。つまり、粘膜の透過性を亢進し、簡単に外から異物が入ってくるのです。

●腸の指標は便の状態

腸がいい状態を保っているかは、便の状態でわかります。理想は、臭いが少なく、形がバナナ状で、色は黄色から黄土色、量は1日バナナ3本分ですが、現実的には最低でもバナナ1本分は出ることが大切です。

腸を大切にする方法は、まずストレスをケアし、ゆったりと

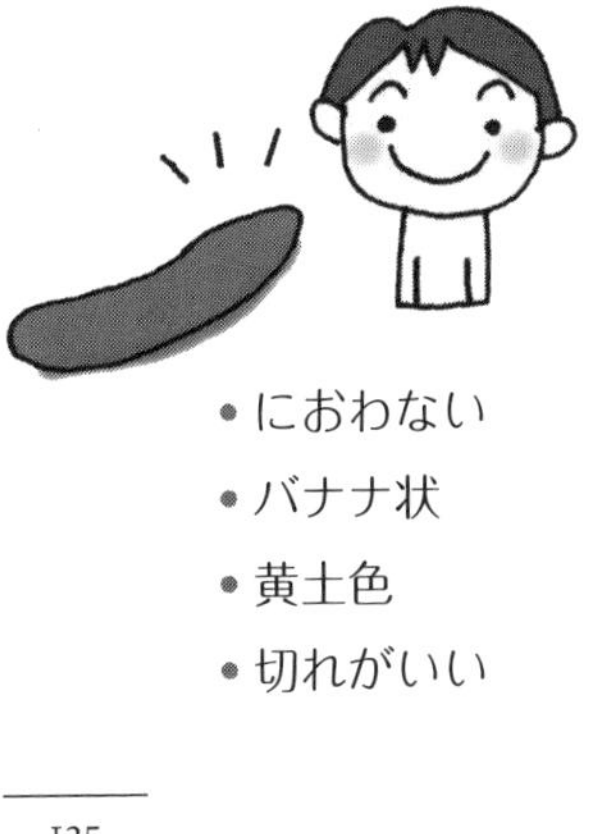

・におわない
・バナナ状
・黄土色
・切れがいい

食事を摂ることです。食事は消化のいいもの（加工品や高熱での調理、多くの添加物が入ったものを避け、素材をそのまま生や調理をしたり、発酵させたりしたもの）を摂りましょう。

薬は要注意です。胃酸を抑える薬を飲み続けると胃酸が減り、胃の中のpHが上がり（中性になり）、簡単にカビや異物が入ってきてしまいます。胃酸はpHを下げて強酸性にすることで、菌やウイルス、有害物質を簡単に入れない関所の役目をしてくれています。

風邪をひいたからと安易に抗生物質を飲まないようにしましょう。風邪の多くはウイルス性です。抗生物質は細菌感染には効果がありますが、ウイルスには効きません。本当に必要なとき以外は予防投与として使わないようにしましょう。それらを容易に使えば腸内環境も変わり、腸内細菌に乱れが出てくるのです。

胃腸での消化能力が衰えてくると、食べものの有害物質を分解する力や排泄する能力が悪化して、体にさらに蓄積しやすくなってしまいます。

●便秘は大敵

便秘は万病の元といいます。便秘の解消にはいろいろな方法がありますが、腸内細菌の働きを利用することが望ましいといわれています。

よい菌を入れてその菌の力を活用した「プロバイオティクス」や、よい菌が育ちやすい環境にしてあげる「プレバイオティクス」をご存じでしょうか。

プロバイオティクスとは、有用菌などが多く含まれている食品のことで、具体的には、乳酸菌やビフィズス菌、酵母菌、納豆菌などが生きた状態であるものです。漬物（本物）や納豆、味噌や醤油なども有効ですし、伝統食である鮒鮨などにも乳酸菌がたくさん入っています。

プレバイオティクスとは、有用菌のエサになる食品であり、具体的には、オリゴ糖、イヌリンなどの食物繊維類があります。

食べものをよくすることは当然ですが、これらプロ・プレバイオティクスを積極的に摂るようにすることは、腸をよくしていくのに役に立ちます。

腸内細菌はミネラルを吸収しやすい形に変え、ビタミンなどをつくってくれます。腸内細菌叢のバランスが悪くなると毒を発生することがあります。本来、解毒・排泄してくれる臓器が、かえって毒発生臓器となり、毒を吸収してしまう臓器になるのです。ビタミンやミネラルを直接入れなくても、腸内環境を整えることで、体内で利用されるビタミンやミネラルが増えるのです。

●下痢を無理に止めない

下痢や嘔吐は、体からいらないものを出したいときに出す、必要で自然な反応です。脱水に十分注意しながら、下痢止めや制吐剤で無理に止める治療はしないでください。ある程度出してあげることが大切です。炎症もある意味排泄なのです。まず、炎症が起きるようなことはしない。起きてしまったときは無理に炎症を止める薬を服用するのではなく、炎症があるときは体を休めることが大切です。

②肝臓は解毒・排泄に重要な働きをする

肝臓での解毒には3段階あります。まず、シトクロムＰ４５０という酵素で異物を活性化して、これが次の段階への引き金となります。第2段階としてその活性化された異物を抱合し、水溶性に変えて排泄しやすくします。ここでグルタチオンなどが重要な働きをします。そして最終的に第3段階として排泄していきます。

これらの働きを障害するような有害金属や、肝臓に負担をかけるような異物の摂りすぎを避

肝臓

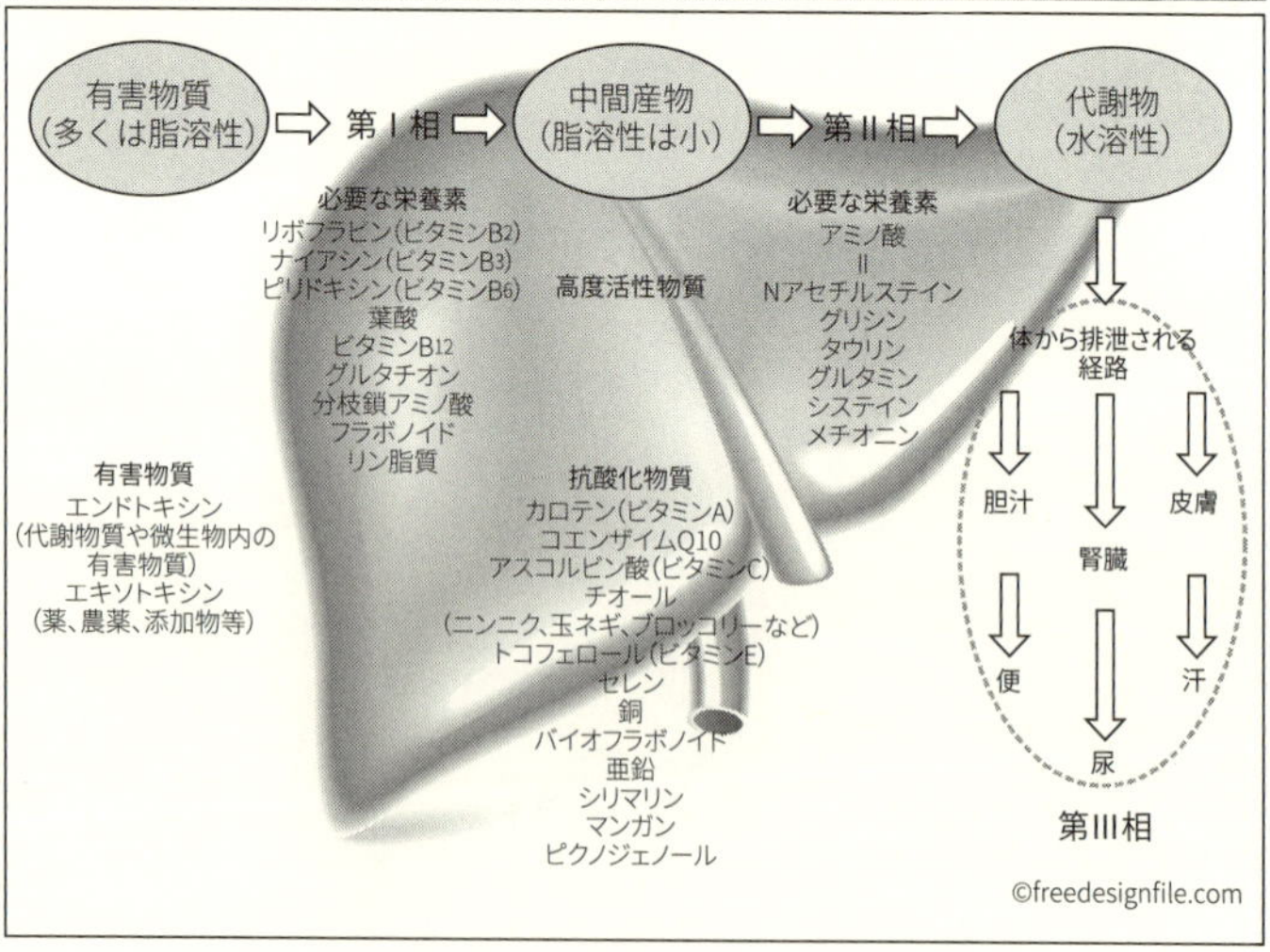

け、飲酒もひかえて、薬も飲みすぎには注意しなければいけません。食べ過ぎや便秘はさらに肝臓に負担をかけることになるので、適度な量を食べ、しっかり排便することが、腸にも肝臓にも優しい生活になります。

苦みのある食べもの（春の草、タンポポ茶やチコリコーヒー、アロエ、ゴーヤなど）は胆汁の分泌を促し、肝臓を保護してくれます。また、ミルクシスルやウコンなどのハーブも肝臓を保護して解毒を助けてくれるものもあります。

【症例】40代女性　更年期障害、顔湿疹

20代のころ歯科衛生士をしており、施術中や補助中に知らずに重金属を吸入していた。不妊、子宮筋腫があった。肝での解毒のサポートのサプリメント、足浴で解毒をしてあげると、むくみやホットフラッシュが減少。顔湿疹も改善したうえ、子宮筋腫（5㎝大）が消えていた。

【コメント】

肝臓は解毒ではキーとなる臓器です。有害なものをできるだけ避け、アルコールを控えて、肝臓をいたわってあげましょう。

③腎臓を大切にする

腎臓は尿をつくり、いったんつくった尿のうち99％を再吸収し（体内にもう一度取り込み）、残りの1％を排泄します。

尿をつくる工場のような役目をする場所をネフロンとよびます。ネフロンは左右それぞれ100万個ずつあるといわれています。このネフロンの数は人種によって異なることがわかってきています。特にアジア人は数が少ないとされています。(17—18) そのため、薬や毒の害を容易に受けやすいと考えられています。

腎臓は血流の多い臓器なので、脱水状態になるとダメージを受けやすくなります。日常的に、また特に汗をかいたときなどは、水分をしっかり摂ることが大切です。同時にミネラルもしっかり摂ってください。水だけを飲むとミネラルを消失してしまいます。ミネラルは肝臓での解

ネフロンの構成

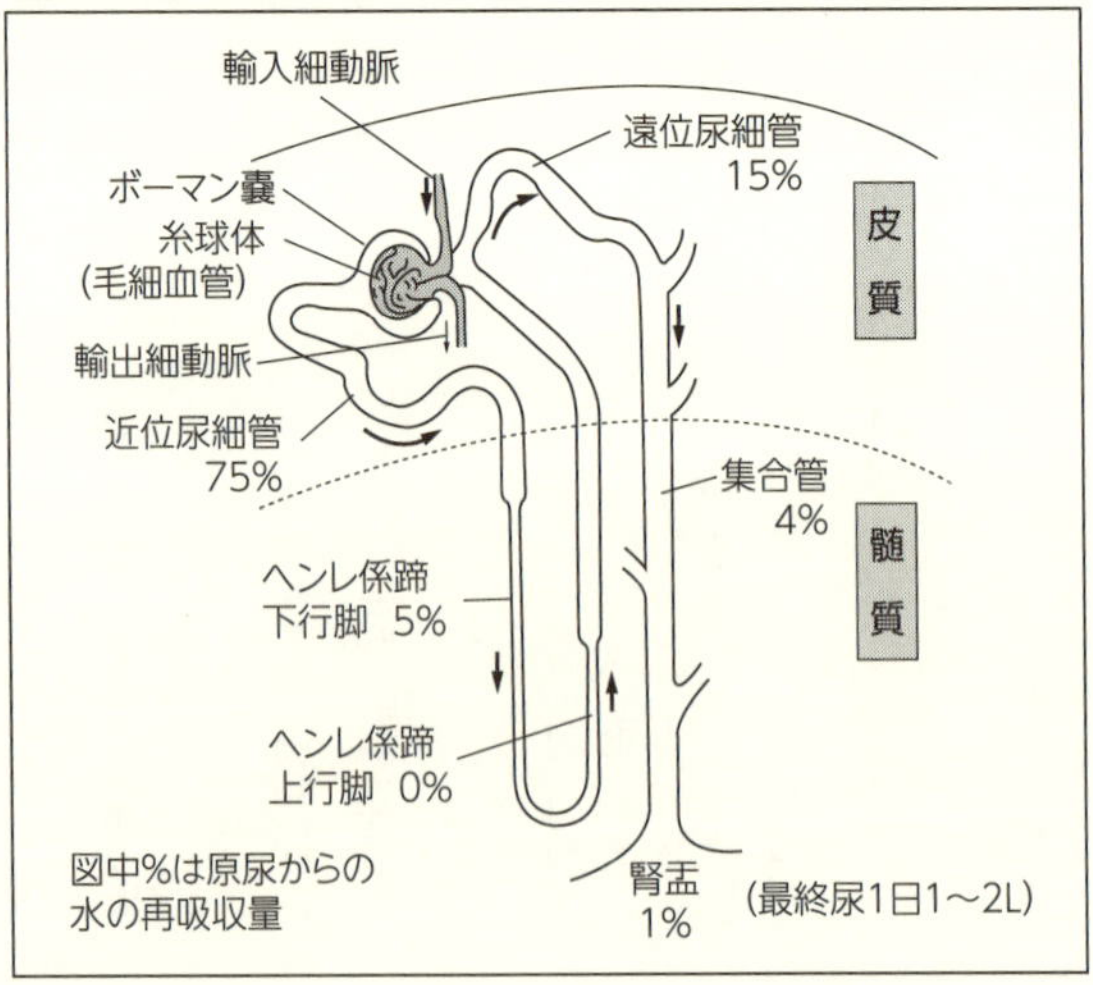

毒のサポートにもなります。

体に酸素が少ないときには、腎臓もダメージを受けます。脳は比較的最後まで低酸素に耐えられるので、自覚が乏しくなりやすいのですが、リラックスできない、深呼吸をしない、貧血の持続、空気の悪いところや一酸化炭素を含む場所での生活などで低酸素が続くと、腎ではSterile Inflammation（無菌の炎症）といって、特に感染源がなくても炎症を引き起こします。酸素を体内に取り入れることはとても大切です。

また、腎臓はストレスがかかると抗利尿ホルモンが増え、尿が出にくくなります。[19]すると当然、毒素を排出する能力も低下するのです。

●腎臓が体の酸性・アルカリ性のバランスを保つ

人の血液はpH7・0の中性ではなく、pH7・4の弱アルカリ性です。酸性に傾きやすい加工食品、砂糖類、NaClのみの塩（人工塩）、タンパク質の摂りすぎに気をつけましょう。

体が弱アルカリ性であるがゆえに酸性の異物を体から出すことができるし、酵素が活性化され、各細胞がうまく機能していくのです。近年、日本人の尿のpHはどんどん下がっています。つまり酸性に傾いています。本来の血液のpHは7・4と弱アルカリ性です。このpHを保つために尿が酸性に傾いているということなのです。

20年間における尿pHのグラフ

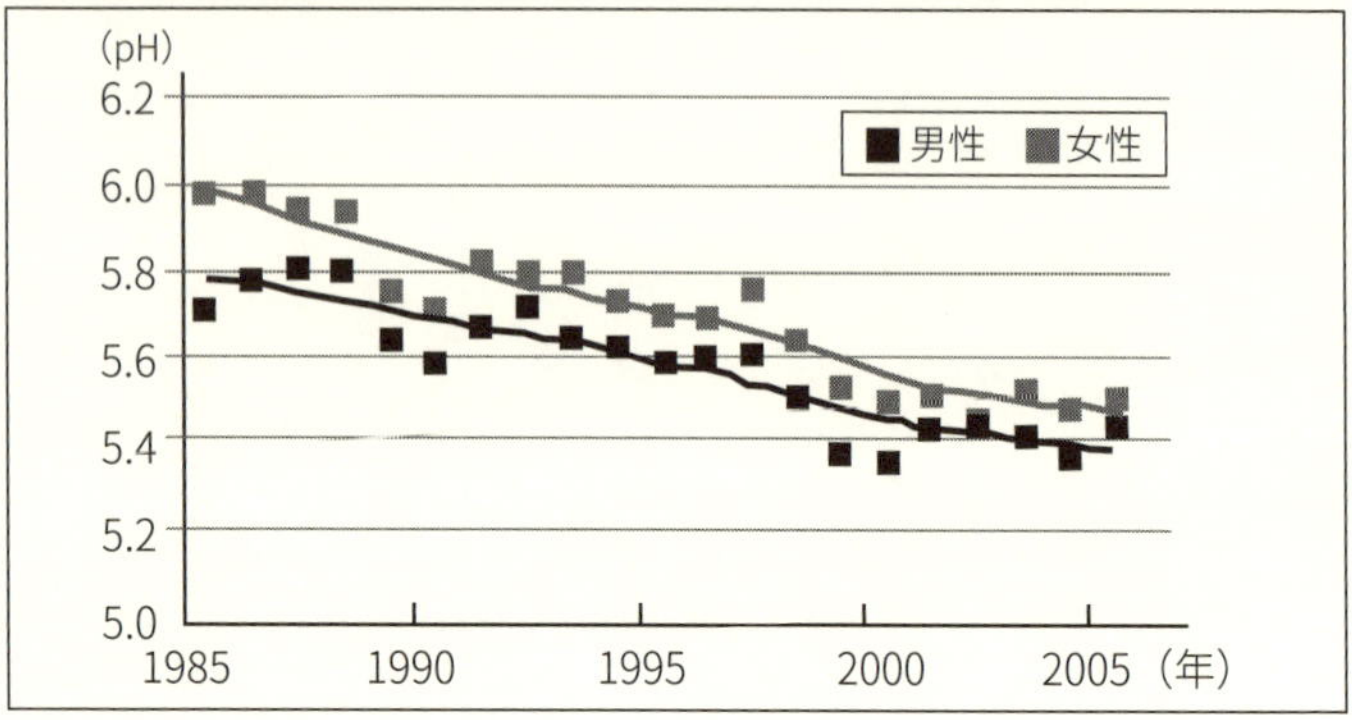

日本の検診では尿のpHを測定しますが、それをまとめたデータがあります。30年前は尿中pHが平均6程度だったのが、pH5程度にまで下がっているのです。[20] 尿中pHの低い（酸性の）人のほうが腎不全、痛風、メタボリック症候群、肥満、心血管系疾患などさまざまな病気のリスクが高まります。[21]

現代の日本人が、酸性に傾きやすい食品を食べ、炎症や薬など酸性化させるものを発生させる状態が多いことから、腎臓をフル活用する状態になっているかがわかります。

●腎機能に影響を与える薬

特に痛み止めや抗生物質などは使用頻度が多くなりやすく、腎障害を引き起こします。重金属の排泄には腎臓の働きがとても大切ですが、重金属は腎障害を引き起こすことでも知られています。悪循環にならないように、あらゆる有害物質を入れないことを心がけてください。

また、糖尿病、高尿酸血症、高血圧、肥満も腎臓へ負担をかけ、知らず知らずのうちに腎障害を起こしている可能性があります。

これらの病気があって通院している人は、薬を服用していると思いますが、不要な薬がないかをしっかり見直してみましょう。腎障害が軽度の場合、無駄な薬を減らすことで腎機能が正常値にまで改善する例はよくみられます。


【症例】40代女性　血尿を指摘されて受診
居酒屋で週3回、夜遅くまで働いていた。水分はたっぷり摂るのだが、汗が大量に出て、尿がほとんど出ない。この血尿は、顕微鏡で確認すると、尿の濃縮により尿細管細胞が剥がれ落ちて出ていた尿だった。

シフトを変わってもらうか、仕事を変えるように指導したところ、改善し、血尿は認めなくなった。

【コメント】

夜は副交感神経が優位になり、血管が拡張し、心機能も抑制されるため、重力に逆らって立つということは体への負担が大きくなり、豊富な血流を必要とする腎臓への負荷は大きくなってしまいます。副交感神経が優位になる夜は、横になるだけで排尿が促されるのです。

④リンパの流れをよくする

２０１５年に医学界で大きな発見がありました。脳にリンパ管があることが発見されたのです。このことによって、腸やそれぞれのリンパ組織から直接脳に連絡していることがわかり、脳内の異物が処理できることがわかりました。[22]逆にいうと、腸が汚れていると、リンパ管に乗って脳内へ届くのです。

リンパ組織には、大きいものとして、ＭＡＬＴ（粘膜関連リンパ組織：mucosa-associated lymphoid tissue）があります。そのなかでも特に、ＧＡＬＴ（腸管関連リンパ組織：gut-associated lymphoid tissue）とＮＡＬＴ（鼻腔関連リンパ組織：nasopharynx-associated lymphoid tissue）が重要です。

腸と鼻腔は外部と接する体内部分です。簡単に異物を通さないように、多くの免疫組織が防御機能として備わっていて、万が一異物が入ってきたときに異物を処理してくれるのがこのリンパ組織です。

しかし、あまりに多くの異物や有害物質が入ると、炎症を起こしたり、機能のトラブルが起こります。これらに炎症が起こるということは、そのリンパの流れをうっ滞させ、排泄能力を停滞させるのです。

●リンパの流れをよくするためには

有害物質に加え、アレルギーを起こす食べものや物質（花粉やほこりなど）、その人にとって消化の苦手のもの（不耐症の食べものや加工品など）は避けましょう。

腸を整え、鼻腔を汚さないように吸う（車の排気ガスの多い道は歩かない、部屋を整える、ガスは使わないなど）必要があります。

運動をすることで、リンパの流れをよくすることができます。また、マッサージをするのもいいでしょう。特に朝の運動は副交感神経を優位にしてくれます[23]。一方、夜の運動は交感神経が高まります。運動する時間を考えて行いましょう。

末梢に酸素を届けることでリンパ系を活性化してくれます。

ゆっくり深呼吸して、たくさんの酸素を取り入れ、

胸部のリンパ節

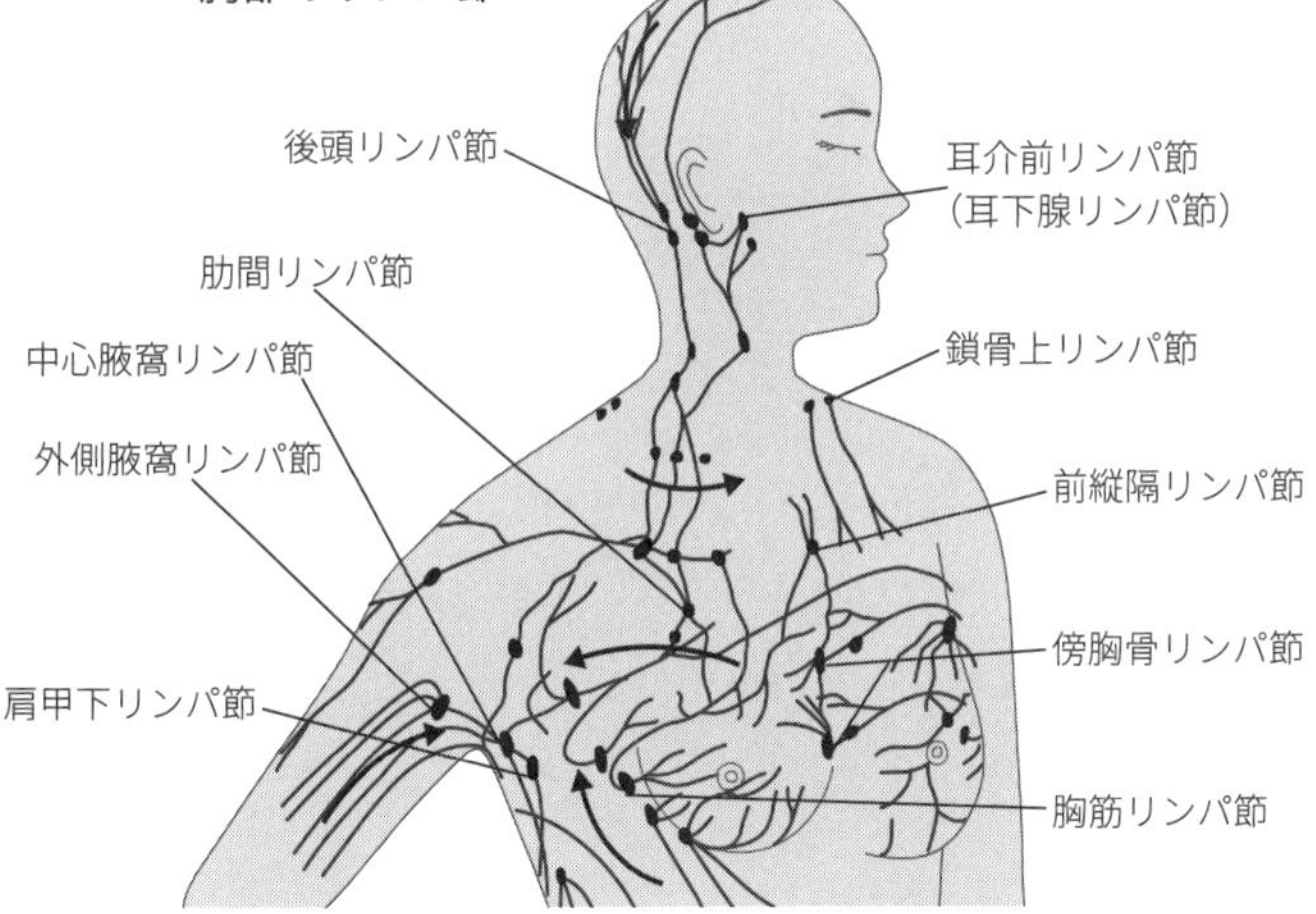

※矢印はリンパの走行を示す

ゆっくり吐いて、正しい呼吸をしましょう。緊張すると呼吸が浅くなり早くなります。深呼吸をすることは、末梢に酸素を届ける以外にも自律神経を整えてくれます。

正しい呼吸は解毒に必須です。リフレクソロジーや足つぼ、リンパケアなどは、自分だけではできないリンパの流れをよくするのを助けてくれます。よく歩くこともリンパの流れの助けになります。

【症例】50代女性　めまい、肩こり

首から胸にかけてリンパのマッサージをすると、めまいが改善することを自覚していたが、サロンに行かないと改善できない。そこで、むくみの原因となる加工品や甘いものを控えてもらい、自分でリンパの流れに沿ってさすることを毎日行ってもらった。さらに入浴をしっかりしてもらうことで、めまいの改善が継続できた。

【コメント】

リンパの流れをよくするのにマッサージは有効ですが、マッサージのみでは一時的な効果が得られるにすぎません。毎日のケアが大切になってきます。

⑤汗をしっかりかく

汗のなかには多くの有害物質が含まれ、排泄されます。解析によってモルヒネやコカイン、アンフェタミンなどの薬物や変造酒などが出ることがわかりました。また、ＰＣＢｓやポリクロリネイトビフェニル、塩素系殺虫剤やヘキサクロロベンゼンなどもサウナに入った後の汗から検出されています[24–29]。

重金属も検出されています。これは汗特有のようで、涙のなかには認められません。つまり、発汗作用は排泄機能をもっているのです。スポーツやサウナでしっかり汗をかくことは解毒を助けてくれます。足浴も効果的です。温湯のなかに塩やミネラルを入れてあげることでさらに排泄を促してくれます。

また砂浴や土の上を歩くことで、放電し、ミネラルや微生物の力を借りて、皮膚からの排泄を促してくれます。海につかるという行為も、ミネラルが吸収され解毒を促してくれます。

温めるという行為は、汗を出すだけでなく、血流をよくし、全身からの有害物質を回収するのに役立ちます。また、リンパ

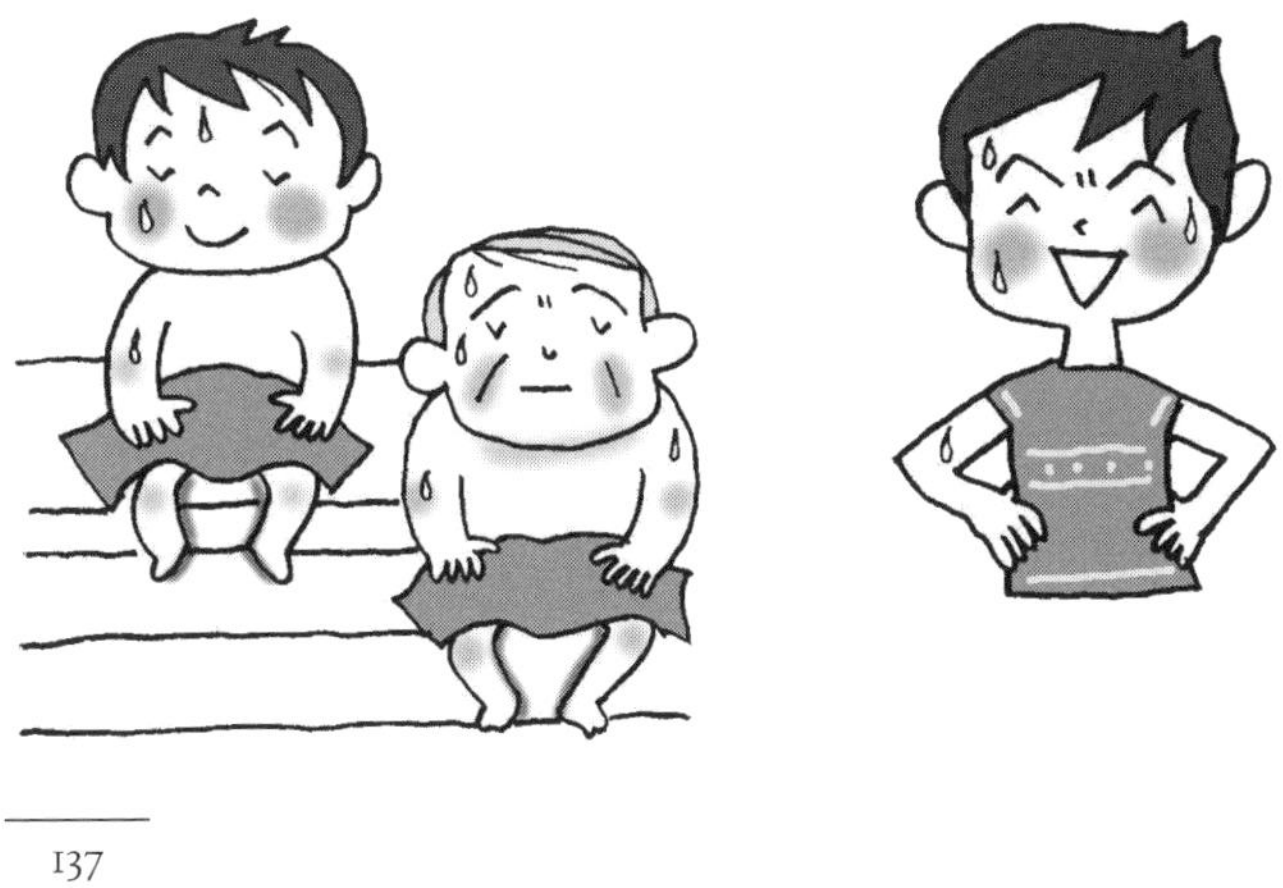

の流れもよくなるため、白血球を局所に運ぶことができ、有害物質の処理をしてくれます。
循環をよくすると、酸素も栄養も行きわたり、局所での代謝を高めてくれます。これには入浴や足浴、腰浴などがとても役に立つのです。

●毎日の入浴がおすすめ

当院では、ドーム状のサウナや足浴を用意しています。これらを行うと、汗を定期的にかけるようになり、体温と血流が上がり、毛穴を解放し、解毒がすすみます。体が軽くなり、すっきりします。けがで長年動かなかった足首が動くようになり、うっ血していて色がくすんでいたのが、血色がよくなったりします。

サウナや岩盤浴なども有効ですが、基本は毎日の入浴をおすすめします。入浴することで、水圧で全身の指圧をしてもらうような効果があります。血管外にもれ出ていた水分や老廃物を血管に戻し、排泄を促してくれるからです。さらに、温めることで血管や毛穴が広がり、血流が増え、排泄を促します。

入浴時には、バスソルトやマグネシウム塩、重曹、アロマ、水素などを加えたり、炭酸浴にすると、発汗や温かさがより持続して、排泄を助けてくれるでしょう。

湯船につからずにシャワーだけで済ます人が多くなっています。入浴は体を清潔にするためだけのものではないのです。自律神経のバランス、発汗の習慣、解毒、リンパの流れの改善、全身マッサージの効果、経皮的な吸収・排泄など、多くの効能があります。1日5分つかるだけでいいので、ぜひ湯船につかりましょう。

また、古くから砂浴、土浴がいいといわれ、土の中や砂の中の微生物やミネラルが有害物質を排泄するとされてきました。昔は、急性の中毒のときに、人を首まで埋めて一晩置いていたそうです。それによって解毒剤のない時代に命が助かった人もいたようです。

ただし、砂や土はきれいなものでなければなりません。使い回しや汚染されたものは使わないようにしましょう。そのような場所に行けない場合は、きれいな砂や玄米を焼いたもの、ヒノキや桐など抗酸化作用のあるもので枕やクッションをつくるというのもいいでしょう。痛むところに貼るのも効果があります。天日で干すとまた再利用できるので経済的です。

5　外からも解毒をやさしく手伝う

積極的に解毒する

これまでのことができたら、次のステップです。

解毒の基本原則「1 有害物質をできるだけ避ける」「2 有害物質が入りにくい体にする」「3 内側から解毒しやすい体にする」ができたうえで、いろいろなものを使って、外からも解毒をやさしく手伝います。

「解毒、解毒」と無理に薬や点滴を使い、体から急に毒を動かすような治療は危険なので避けてください。排泄する能力がないのに、細胞内や沈着している毒を全身にめぐらせてしまう可能性があります。これはさらなる炎症や障害を起こすおそれがあります。

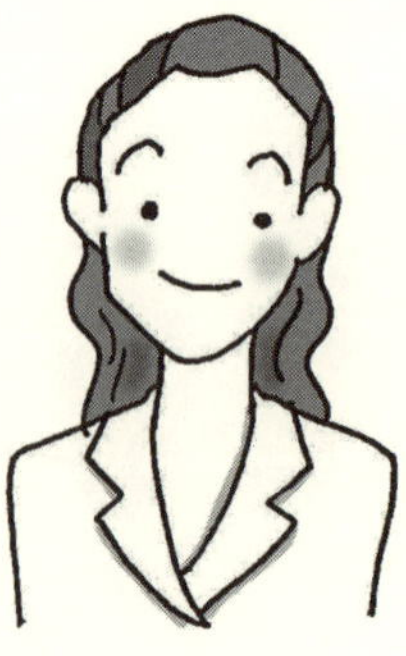

①体にやさしい解毒から始める

私は解毒については、まず日常生活で改善できることをやってもらって、次にサプリメントなどを摂ってもらうようにしています。

サプリメントは、キレーションや強い解毒作用のものではなく、「体の排泄機能を高める」こと、例えば体を本来の弱アルカリ性に傾けるような食生活（生の野菜や果物、梅干しなど）を基本として選びます。

そして、有害金属の排泄を助けてくれるミネラルである亜鉛やシリカ、マグネシウム、セレンなど、ミネラルを含む水分や食品を積極的に摂るようにしてもらいます。

さらに、食事やプロバイオティクス、プレバイオティクスなどで腸を元気にし、肝臓や腎臓を守るようなサプリメントを用います。

ホメオパシー※でも解毒を助けるレメディなどを使用しています。

※ホメオパシー

ホメオパシーとは、症状を抑える作用のあるものではなく、似た症状を引き起こす物質（鉱物、植物、動物）を、最小限の量で効果を出すため、希釈と振とうを行い、さまざまな効力をもつ薬（レメディ）を用いて自己治癒過程に働きかけ、病気の人が全体のバランスを取り戻し、回復していくことを目指していく治療法。

レメディの濃度は 100^{6-200} の希釈で、計算上分子レベル以下であり、物質的な薬害はほぼない。

クリニックで提供もしていますが、汗を積極的にかけるよう、足浴やサウナなどを自宅でも行ってもらいます。

このようにして、体が排泄に対して準備が整ってきたら、体に存在している有害物質を積極的に取り除くことを考えていいと思います。

症状が落ち着いてあえて取り除く必要のない人や、妊婦さんにはおすすめしませんが、この段階になれば、アマルガムや有害金属の歯の詰め物などの除去を始めてもいいでしょう。

その場合は、排泄を促すサプリメントなどを使ったり、入浴や足浴をしたり、汗をしっかりかいたりしたうえで、できればバイオロジカルデンティスト（有害な歯科用詰物等を安全に除去する方法にくわしい歯科医）に除去してもらってください。

【症例】30代男性　不安障害

不安障害で8年ほど向精神薬を内服していた。本人は薬をやめたくて独自で徐々に減らしていたが、4分の1錠に減らすと症状が出るのでなかなかやめられず、受診した。

食事指導をして、それをしっかり3か月ほど行うことで、薬を8分の1まで減らすことができた。さらに金属歯を除去したところ、完全に症状は治まり、断薬しても全く症状が出なくなり、治療は終了となった。

【コメント】

歯科金属の有害性はすでに述べましたが、位置的に歯は脳に近く、水銀などの有害金属や体に合わない金属が口腔内に存在することで、精神神経症状を引き起こすことがあります。しかし、安易に取り除こうとすれば、除去するときに大量に有害物質を吸い込み、症状の悪化を引き起こします。

十分に炎症を抑え、排泄経路をつくり、ビタミンやミネラルなどが体内にしっかりある状態で安全に除去できれば、症状が根本的に改善することがあります。

②遺伝子トラブルによって起こる問題を解決する

デトックス（環境要因の解毒）で9割の病気は予防できると書きました。では、残りの1割の人はどうすればよいのでしょうか。この1割のなかには、もともと遺伝子のトラブル（SNP※など）を抱えている人がいます。また、染色体異常などにより、どうしても発症を避けられない人たちもいます。

ここでお話しする遺伝子のトラブルというのは、トラブルがあるからといって遺伝子が100％機能しないというわけではありません。本来100％働くはずが、遺伝子のトラブルによって、30～70％しか機能しないというものです。それらの働きを助けてくれる補酵素（ビタミンやミネラル）が十分であれば発症しません。

●解毒・排泄にはさまざまな遺伝子が関わっている

肝臓での解毒で述べたように、第1相反応で必要なシトクロムP450（CYP）という酵素に関連する遺伝子、第2相で必要

※SNP（Single Nucleotide Polymorphism）

ゲノム塩基配列中に一塩基が変異（全人口に対して1％以上の頻度）した状態のこと（1％未満を突然変異という）。SNPから遺伝的背景を調べることができるほか、原因遺伝子のわかっている遺伝病については、将来的な危険率も診断することができる。また、疾患関連遺伝子を特定できる可能性があり、さまざまな検査会社が研究を行っている。

な活性酸素の除去や重金属の排泄に大切な役割をするものに関わる酵素や遺伝子に異常があったり、酵素を阻害する因子が出てきたり、補酵素が足りなくなると、解毒がスムーズに行えません。

また、第3相にかかわる輸送タンパクとしての遺伝子などに異常があると、ある条件下では、排泄ができないのです。

CYPを阻害するものは、環境因子中に多く存在します。有害金属、抗生物質や制酸剤などの薬剤、エタノール、一酸化炭素などです。それらを避けていくことは、遺伝子トラブルをもともともっているか否かに関わらず大切なことです。しかし、これらの遺伝子トラブルを抱えている場合は、特に気をつけなければなりません。

●メチレーションの解毒機能を働かせる

メチレーションという、「メチル基」というものをやり取りしながら次々に必要な物質を作り出す反応系があります。細胞に必要な物質や、さまざまな反応で使われる酵素、神経伝達物質を作り出すものです。

この回路の重要な働きの一つに、解毒をするという機能があります。

メチレーションがうまく機能していないと「新しい細胞ができにくくなる」「神経伝達物質が働きにくくなり、うつや不安や不眠が起こる」「エネルギーがうまく産生できない」「免疫力が低下してがんなどを発症しやすくなる」などの障害が現れます。

遺伝子トラブルがない人でも、多くの有害物質がこのメチレーション回路を阻害します。例えば、重金属やエタノール（醸造アルコールやカビの代謝物として摂取）は代表的な物質です。

メチレーションは葉酸にメチル基をつけることから始まります。この回路に携わる酵素の遺伝子にトラブルが生じると、それぞれの機能が30%～70%に低下することが、近年の遺伝子検査の発展によってわかってきています。

その他、多くの薬やホルモンなどの代謝にかかわる遺伝子や粘膜、排泄にかかわる遺伝子など、解毒・排泄にはさまざ

メチレーション・サイクル

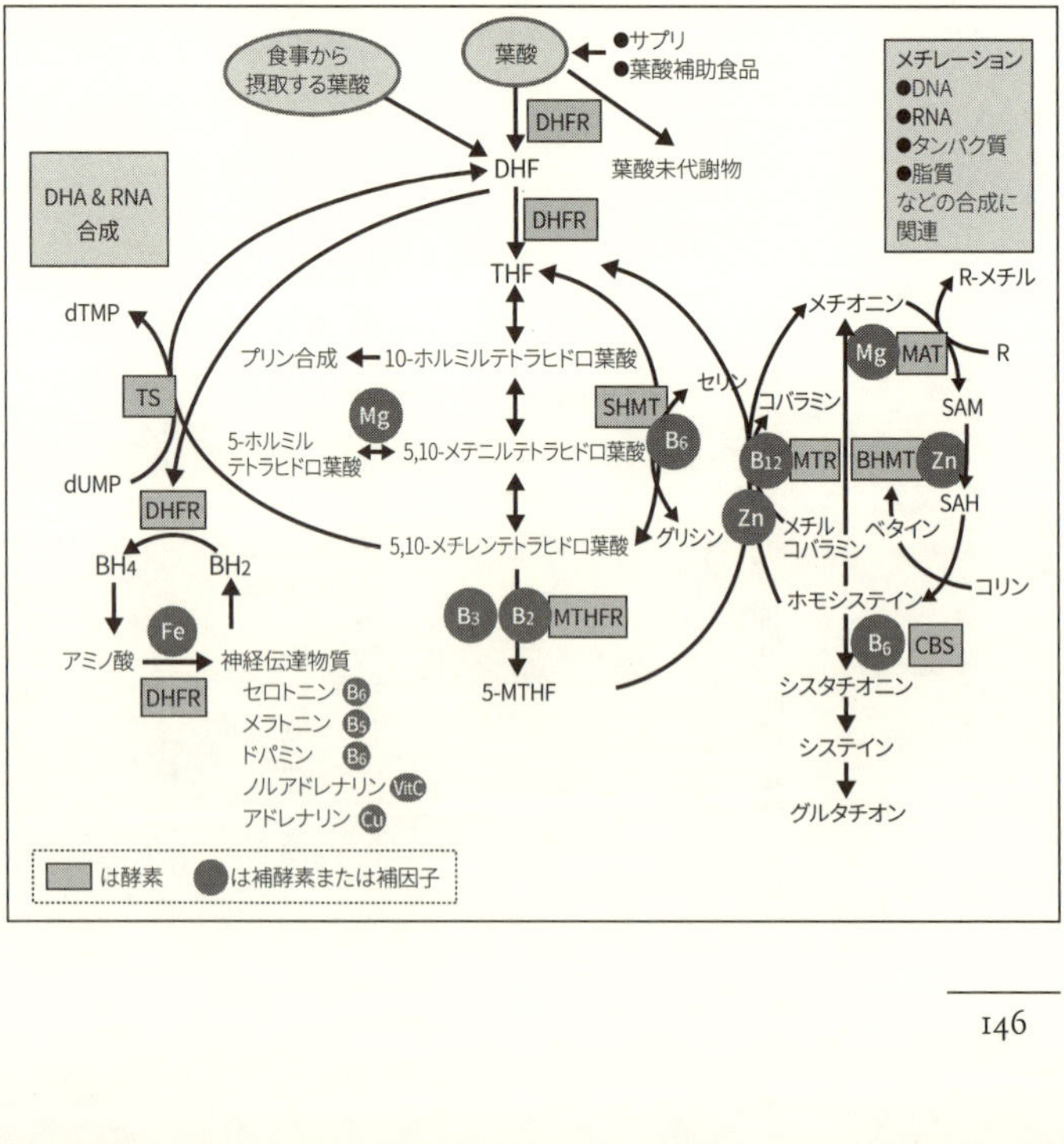

まな遺伝子がかかわっていることがわかっています。これらの遺伝子に問題があると、有害物質がたまりやすく出にくい、体に炎症を引き起こしやすいなどの症状が起きるといわれています。(30)

●遺伝子トラブルがある場合に注意すべきこと

遺伝子にトラブルがあっても、食生活やストレス管理、外毒素を極力避けることなどによって、全く症状がなく健康に過ごす人もいるのですが、日常生活で注意していないと、他の人には影響がない程度の有害物質でも健康被害が起こりやすいこともあります。

例えば、ワクチンの問題などがそうです。

腸の状態が悪いときや風邪などで炎症があるときにワクチンを打てば、ワクチンに含まれる水銀や添加物が排泄されずに体内にとどまり、脳神経にダメージを与えることになりかねません。

ワクチンには、アジュバントとよばれるワクチンの効果を高めるための多くの添加物が含まれています。油やアルミ、タンパクが入っているのです。それに加えて殺菌剤として水銀なども含まれています。

家族のなかに、化学物質過敏症や自閉症など、遺伝子トラブルが疑われる人がいる場合は、ワクチンを避けることが望ましいでしょう。

自閉症スペクトラムの人たちのなかには、排泄に関連する遺伝子トラブルをもっている例が多くみられるため、ワクチンを接種したあとに症状が出てきたり、ある年齢まで順調に成長していたのに接種後に止まる、もしくは、悪化することがあります。そこで解毒を促すことによって、言葉を発したり、字を書き始めたり、目を合わせてくれたり、手先が器用になったり、今までできなかったことができるようになることもあります。

また、乳がんや子宮筋腫の患者さんも、排泄の遺伝子でトラブルがあることがあります。このトラブルの影響は、遺伝子の補酵素や活性化因子となるマグネシウムや亜鉛、葉酸などを積極的に摂ることで減り、筋腫がなくなったり、乳がんの再発予防ができるのです。

一方、あまり遺伝子トラブルにとらわれすぎず、腸の環境をよくし、酵素の働きを助ける食生活、ストレスケアをしていくことで問題なく過ごせる人もたくさんいます。

ＭＴＨＦＲ（葉酸にメチル基をつける酵素）に遺伝子トラブルをもっている日本人は6〜7割存在します。この遺伝子トラブルと自閉症スペクトラムが関連しているという報告がありますが[30—31]、イタリア地中海の人たちにも同じ程度の遺伝子トラブルがあるそうです。しかし彼らは、太陽の光を浴び、のんびりと時間に追われない生活をし、栄養価の高い野菜、魚、肉料理を食べています。そのため、彼らにはほとんど自閉症が発症していないそうです。

また、一つの遺伝子ですべてが決まるわけではありません。お互いが関わり合い、補い合って働いています。そのため、遺伝子異常の一つひとつに一喜一憂する必要はないのです。

遺伝子検査で異常があるからリスクのある臓器を取ってしまうなどという行為は、本来の正しい治療からは逸脱しています。胃腸を元気にし、食事に気をつけ、ストレスを軽減し、適度な運動を行い、しっかり深呼吸を行うことで、多くのトラブルが回避できる事実を知っていただきたいので、ここであえて遺伝子に触れました。

遺伝子的に有害物質に弱い人がいるということを理解し、「私は関係ないから気にしなくてもいい」ということではなく、日常の有害物質に対して、また食生活に対して気をつけていくことが大切だと思います。

【症例】30代男性　統合失調症

双子で、もう一方は健康であった。２人の違いを聞いてみると、この患者さんは全く野菜を食べないとのこと。野菜を食べないことで葉酸が不足すると、メチレーション回路が回らず、神経伝達物質を作れない。また、上手に排泄もできないため、多くの有害物質が体内に滞り、神経系にダメージを与える。彼は、薬漬けで来院された。やる気もなく、目もうつろ、ボーッとしていた。口腔ケアも全く行っていない様子で、歯肉炎もひどかった。便秘もひどそうで、顔はパンパンに腫れていた。炎症もさらにこの回路を阻害していると思われた。

【症例】70代男性　ミネラル、有害金属測定希望で来院

手のひらでミネラルを測定すると多くの重金属がかなり高値でたまっていた。よく話を聞くと、全く野菜を食べないとのことだった。データを見せ、食生活の改善を促した。

【コメント】

野菜を全く食べない人の体は、驚くようなデータや症状を示すことがあります。野菜は私たちの体にはなくてはならないものだと考えます。

解毒を助けてくれる食べものとサプリメント

古くから解毒を促す食べものには、玉ネギやニラ、ニンニク、クロレラ、アップルペクチン、さらに発酵食品や中国パセリ（パクチー）、ゴボウ、ブロッコリー、キャベツ、セロリ、ミツバなどがあります。[32—35] 極端にたくさん食べる必要はありませんが、意識して食生活に取り入れましょう。

解毒を助けてくれる食べものの条件は次の3つです。

> **❶生もの（酵素、ビタミン・ミネラルが壊されていない、いい水分を含む）**
> **❷健康な土壌で育った食べもの（ミネラルを多く含み、有害物質が最小限）**
> **❸微生物（プロバイオティクスなどの細菌類を含む食品、発酵食品など）**

バランスのとれた加工しすぎていない自然な食物を口にする習慣をもちましょう。食事の基本は、「体の働きを助けてくれる食べものを摂る」ことです。

●生の野菜を摂る

●オーガニックより無農薬の野菜（オーガニックはさまざまなエサを食べた糞を使用している可

能性があり、普通の野菜より多くの農薬が検出されることがある。生産者によって違うので注意が必要）

●主食は精白していないもの、なるべく米、そば、サツマイモなど（パンなど小麦製品は避ける）
●質のいい油（生が理想）
●適度なタンパク質を摂る。内容は、放し飼い、遺伝子組み換えでないエサ・自然なエサ（草を食べる動物なら草、虫を食べる生き物なら虫など）を与えられた動物、抗生物質やホルモンを使用していない動物の肉や卵など（乳製品は避ける）
●小型から中型の魚（天然）
●加熱しすぎない（炭水化物は糖化、脂質は酸化、タンパク質は変性する）
●梅干し、らっきょう、すりおろし野菜などを積極的に摂る
●発酵食品などを摂る（質に注意）
●ありのままの食材を買ってきて調理する（なるべく加工品、レトルト食品は摂らない）
●食べて調子が悪くなるものはやめる（アレルギーや消化が苦手な可能性がある）

いい食べものだからと思って過剰に食べてしまったり、体調が悪いのに無理に続けることはせず、できることから一つずつやっていきましょう。けっして無理はしないことです。

①生野菜や果物を多く摂る

生野菜はサラダだけでなく、すりおろしたり、低速回転ジューサーで酸化しない状態で摂ると、野菜のなかに含まれる成分を効率よく摂取できます。これにより酵素、ビタミン類、線維が摂れます。水分も含まれているため、解毒にはとても優れています。

生の野菜や果物には多くのビタミンCが含まれています。有害物質の多くは活性酸素を出しますから、抗酸化作用のあるビタミンCは、解毒に大変有効です。

明るい黄色を含む色の食べものには、ビタミンB群が多く含まれています。これも解毒の各相やメチレーションサイクル、多くの酵素の補酵素となり、解毒に役に立ちます。

緑色の野菜には葉酸が多く含まれています。葉酸はメチレーションサイクルには欠かせません。

また、これらには線維が多く、たくさんの有害物質をくっつけて体外へ出し、排出も促してくれます。

野菜には多くのカリウムも含まれ、利尿効果、有害物質の中性化に役に立ちます。

②油はできるだけ生で摂る

加熱で酸化しやすいリノール酸（植物油）は、なるべく使わないようにしましょう。加熱するとトランス脂肪酸に変化し、悪玉コレステロールも増加させます。いい油でも高温で長時間熱するとトランス脂肪酸がつくられるので、質のいい油、ダメージを受けていない脂質を生で摂るようにしましょう。

油の加熱は最小限に抑え、揚げものは避けるようにします。油を生食や料理に使うときにはオレイン酸とリノール酸のバランスがとれた米油がおすすめです。米油に変えただけで血圧が下がり、悪玉コレステロールが下がり、善玉コレステロールの値が上がったというインドでの大規模な研究がありました。バターのタンパクを取り除いたギーバターも、高温でも酸化しにくく、抗炎症作用もあるので料理にはおすすめです。

魚の油に含まれるエイコサペンタエン酸やドコサヘキサエン酸のオメガ3脂肪酸にも解毒効果があります。脂肪に溶け込んだ毒を排除し、細胞膜に柔軟性を取り戻させることにより排泄を促し、炎症を改善してくれるのです。抗炎症作用、血液サラサラ効果、うつや脳のダメージを回復させる機能などをもっているすぐれものです。オメガ3脂肪酸が含まれている小型の魚（アジ、イワシ、サンマ、アユ）、天然のサケなどをたっぷり摂りましょう。ただし、大変酸化しやすいので、料理用の油としては向いていません。魚そのものを食べてください。

③意識してアルカリ性食品を食べる

血液を弱アルカリ性に保つものも解毒に役立ちます。

私たちの血液のpHバランスは7（中性）ではありません。7・4（7・35〜7・45）と弱アルカ

主な食べもののアルカリ性・酸性区分

アルカリ性	食物	酸性
あわ、きび、そば	**穀類**	玄米、ライ麦パン、小麦パン白米、とうもろこし、ライ麦、小麦、菓子パン、パスタ
きゅうり、ニンジン、トマト、カリフラワー、キャベツ、レタス、ブロッコリー、アスパラガス、ほうれん草、セロリ、タマネギ、大根、カブ、さつまいも、にんにく、生姜、ねぎ、ピーマン、なす、ズッキーニ、オクラ、きのこ	**野菜**	じゃがいも（皮なし）
いんげん豆、大豆、えんどう豆、小豆、豆腐	**豆類**	金時豆、そら豆、グリーンピース、落花生
バナナ、レモン、ライム、ブドウ、スイカ、メロン、キウイ、りんご、なし、柿、かんきつ類、ブルーベリー、アボカド、パイナップル、ラズベリー、桃、さくらんぼ、マンゴー、イチジク	**果物**	ブルーベリー、イチゴ、プラム、ドライフルーツ、ブラックベリー、クランベリー
ひじき、ワカメ、昆布等	**肉 魚 海藻**	魚、カキ、鶏肉、羊肉、卵牛肉、豚肉、貝類
	乳製品	牛乳、バター、チーズ、加工乳
亜麻仁油、ココナッツオイル、菜種油、魚油、ごま油	**オイル 調味料**	コーン油、キャノーラ油、ヒマワリ油、紅花油、マーガリン、ケチャップ、マヨネーズ、マスタード、味噌
ミネラルウォーター、緑茶、ハーブティー、レモンジュース、ワイン、コーヒー	**飲料**	紅茶、日本酒、加工フルーツジュース、コーラ、ビール、ココア

リ性です。今、世の中は酸性の食べものが多くなっているので、血液のpHバランスを弱アルカリ性に保つためには、意識してアルカリ性食品を食べる必要があります。

私たちの体はさまざまなものを代謝することによって酸性物質（老廃物、CO_2や代謝物の多くが酸性物質）を作り出します。健康な人は、体に緩衝機能（pHを一定に保とうとする機能）があるので、それらを排泄しながら一定に保とうとするのですが、食べものや飲みものから酸性物質を摂りすぎると、この緩衝機能をもつ臓器（主に腎臓、肝臓の一部や肺）に負荷がかかってしまいます。

腸内細菌も酸性物質を生み出します。腸内細菌により酸性物質が発生し、排便がうまくいかなくなると、酸性物質が腸管から血液中に吸収

梅干はすぐれた解毒食品であり、万能食品

梅干しは多くのミネラルを含むアルカリ性食品です。酸っぱいものは唾液を促し、消化酵素や胃酸の分泌を促進し、炭水化物、脂質、タンパク質の消化を促します。

梅干しはクエン酸を多く含み、疲労回復効果や、炎症を抑制する効果があるムフメラールやがん抑制効果の成分があるポリフェノールを生み出します。また、降圧作用や殺菌効果があるので、結果的に炎症を抑えて感染を防いでくれます。腸内細菌のエサとなる短鎖脂肪酸も豊富なため、腸内細菌叢を整えてくれます。また、アルカリ性食品なので酸性に傾きにくく、唾液が増えることで虫歯の予防にもなるのです。

さらに、黒焼きにしたり、梅肉エキスにすると効果が倍増します。料理だけでなく塗り薬にも使える、積極的に摂りたい解毒食品です。

され、肝臓や腎臓に負担をかけるのです。

マグネシウムやカリウムは、酸性物質を中性化してくれます。これらのミネラル分を多く含むものがアルカリ性食品としてあげられるものです。梅干しや155ページの表にあげたアルカリ性食品を意識して摂るようにしましょう。

④解毒にいいミネラルを食べもので摂る

ミネラルには解毒を促す作用があります。有害金属を排泄してくれたり、解毒を助ける補酵素として働いてくれたりします。特に亜鉛、ケイ素、マグネシウム、カリウム、モリブデン、マンガン、クロムなどが重要です。

これらのミネラルを摂取するためには、食物が育った土地の力が大切です。野菜に含まれるミネラルの成分は、ほぼその土地に含まれるミネラル成分と同じだからです。できるかぎり地元で採れたものを口にするようにしましょう。

マグネシウムは排便を促し、抗酸化作用をもつ天然の降圧剤です。さらに、有害物質の中性化とともに多くの補酵素としての役割を果たしています。マグネシウムを多く含むものには、そば、海藻、ごま、色の濃い果物（イチジクやザクロ）、納豆などがあります。

マグネシウムや亜鉛は、体内から有害物質を排泄するときに役に立つので、有害物質がたまりすぎると、消耗して不足することがあります。また、酸性化している血液を中性・弱アルカリ性にするため、多くのミネラルを要します。

カルシウムやマグネシウム、亜鉛、鉄、セレンなどが不足すると、有害金属であるアルミニウムや鉛、水銀、カドミウムなどが体に吸収しやすくなったり、排泄を遅らせたりしてしまいます。逆に、有害物質（重金属など）が体に多いと、必要なミネラルの吸収を妨げたり、細胞内に留める力を失ってしまいます。特にマグネシウムが不足すると、慢性便秘、体が硬くなることによる筋肉痛、不安、うつ、パニックで衝動的になったり、集中力が低下します。アルミニウムや鉛、ヒ素やベリリウム、ニッケルの排泄も助けてくれるのですが、口からマグネシウムを入れてもなかなか排泄に利用されないことがあります。それは、腸自体が炎症を起こして吸収ができないことも多いからです。また、お腹をこわしてしまう場合もあります。

ポリフェノールなどを多く含む野菜や果物には解毒に関わる肝臓の各相を助ける多くの栄養素が含まれています。胃腸の粘膜を強くするなど、あらゆる食べものの栄養をきちんと体内に取り込むことができれば、解毒を助けてくれます。

これらの解毒を促す食品には多くの硫黄が含まれています。硫黄基を含む酵素は、解毒を促すグルタチオンを増やし、着色料を分解する助けとなり、胆汁の毒性を減らして排泄を促します。また、ミトコンドリアの活性維持にも必要です。女性ホルモンや甲状腺ホルモン、薬の代謝にも関わっています。

ただし、これらを食べてかえって調子が悪くなる人がいます。排泄がうまくできない状態になっている可能性が高いので、便がきちんと出ているか、炎症が抑えられているかを見直すのと同時に、亜硫酸が多く含まれるもの（カット野菜、ワイン、鎮痛剤）や硫黄を多く含む食べものをいったんやめてみましょう。

そして、硫黄を多く含むものを摂る前に、便秘をきちんと解消し、天然のハーブなどを料理に使いながらゆっくりと解毒していきましょう。また、モリブデンというミネラルも硫黄の排泄を助けてくれます。

⑤短鎖脂肪酸や乳酸菌を多く含む食べもの、発酵食品がよい

梅干しやらっきょうなどの短鎖脂肪酸を多く含む食品や、納豆や漬物など乳酸菌を含む食品や発酵食品は腸を元気にしてくれます。

日本各地に古くから伝わる多くの健康食品といわれるものはこれらの物質を多く含んでいます。滋賀県の鮒ずし、納豆や各家庭のぬか漬け、京都のすぐきなどがあります。

ただし、発酵食品や時間のたったものには注意が必要な場合があります。体にいいと思って懸命に摂っていると、かえって体調を崩す人がいます。これらの食品にはアレルギー症状を起こすヒス

タミンが多く含まれているからです。そのため、かゆみや湿疹などが出ることがあります。また腸の透過性を亢進してしまい、よくない物質まで吸収してしまうことがあります。摂りすぎてお腹がはったり、かえって体調を崩す人はいったん食べるのをやめてください。

⑦脂溶性のビタミンは免疫力を高める

粘膜を丈夫にし、ストレスケアをして免疫を高めてくれるものに、脂溶性のビタミンがあります。ビタミンDを多く含む食品は、天日干ししている食品です。ちりめん、干しシイタケ、切り干し大根など、ビタミンAやEも含まれているこれらの食品はとても大切です。積極的に食事に取り入れましょう。

ビタミンDはミネラルの吸収にとても大切です。(36) 食生活の変化や日光に当たらなくなったことによって、ビタミンDが不足している人が増えています。ビタミンDは、ミネラル吸収に加えて、抗がん作用やアレルギー抑制作用、抑うつ改善など多くの報告がされています。サプリメントとしてでも摂取することをおすすめします。

⑧皮膚からの解毒も

食べものの話から少し離れますが、私はよく外用（皮膚から）剤を解毒に使います。

例えば、頭皮にはヘナ（不純物のないもの）を塗ります。髪の健康にもなりますし、地肌からミネラルも吸収され、解毒を助けてくれます。

フルボ酸は優しく解毒してくれることで知られていますが、サプリとして飲むだけでなく皮膚に塗るのもいいでしょう。腎機能や腸のトラブルがある人にも安心して投与できます。

利尿効果のあるスギナ茶やドクダミ茶、ヨモギ茶や柿茶、ビワ葉茶、排便効果のあるお茶なども利用するといいでしょう。

マグネシウムや重曹を入浴剤として使って皮膚からミネラルをとり入れるのも解毒の一つの方法です。ミネラルは、エプソムソルトといわれる塩や海塩、にがり、海水そのものや岩塩などをお風呂に入れたり、マグネシウムクリームなどを塗ると、スムーズに体内に入ってくれます。これらは解毒を促し、筋肉を緩めることでリラックス効果や痛みを緩和し、交感神経を優位にして、入浴時の温まり効果も上げてくれます。また、血流を増やして、リンパの流れをよくしたり、発汗を促してくれたりします。

ジェル状になっていて、外用として使える解毒サプリメント（メチル化したもの、グルタチオン、マグネシウムなど）もありますので、利用するといいかもしれません。

⑨サプリメントを上手に利用する

酸性物質があふれ、また解毒や排泄を妨げる有害物質に囲まれている現代では、血液をpH7・4に保つために大変なエネルギーを要します。アルカリ性食品を食べるだけではなく、酸性食品を食べないという努力も必要です。有害物質に囲まれて排泄臓器が疲弊していると、酸性物質の排泄や分解にばかりエネルギーを利用することになり、再生能力や代謝にエネルギーが行き渡らず、体力や代謝能力の低下、再生能力の低下を招いてしまいます。

このような場合には、サプリメントの力を借りることが有効です。アルカリ性物質の代表である重曹（炭酸水素ナトリウム）がサプリメントとして販売されています。投与方法には点滴や内服がありますが、点滴を毎日行うのは困難ですし、急激に体がアルカローシス（アルカリに血液が傾く）になってしまうこともあります。弱アルカリ性がいいのであって、強アルカリ性（アルカローシス）になるのは問題です。アルカローシスが続くと、意識障害、血圧低下、不整脈などを引き起こします。体調をみながら食間や空腹時に摂るようにしましょう。口の粘膜に違和感のある人には錠剤もありますし、薄めて飲むのもいいと思います。

また、重曹のほかに、海洋深層水から作られているアルカリサプリメントもあります。多くの有害物質に囲まれて肝臓や腎臓に負担がかかっている今日では、これらのサプリメントを利用していくのも一つの対処方法だと思います。

●自分に合ったサプリメントを

解毒効果のあるサプリメントに葉酸があります。葉酸はメチレーション回路のスタートであり、解毒には欠かせません。その他のビタミンB群もこの解毒の回路に役に立ちます。

リンゴ酸がアルミニウムを下げる、ゼオライトやチャコールという活性炭が有害物質を吸着するなどの報告があります。活性炭は、腎臓の悪い人が腎臓から毒を排泄できないときに、経口で摂取することで腸内の有害物質を吸着して排泄を助けるということで、腎不全の患者さんの治療に使用されています。ただし、便秘をしていたら意味がありません。必ず排便を促して使用していきましょう。竹炭や桐炭なども市販されています。

このほか、フルボン酸、NAC（*N*アセチルシステイン）やグルタチオンで解毒回路を活性化したり、フラボノイドやクマアザミで肝臓を保護し解毒の相を補助したり[37–39]、ウコン（クルクミン）などの抗酸化、抗炎症のハーブもあります。ミトコンドリアをサポートしてくれるサプリメントには、コエンザイムQ10やアルファリポ酸、ホスファチジルコリンやホスファチジルセリンなどがあげられます。

多くのスパイスやハーブには、気血を巡らせ、各臓器を補助し、解毒を促すものが含まれています。その代表的なものがウコンです。また、クロレラも多くの栄養（葉酸を含め）が摂れるだけでなく、解毒をしてくれるとの報告もあります。

サプリメントとして、これらの有効成分（ビタミン・ミネラル類：ナイアシン、マグネシウム、銅、亜鉛、ビタミンC、ビタミンB_2、B_3、B_6、B_{12}、葉酸、フラボノイド、グルタチオン、アミノ酸、SAMe、TMG、モリブデン、NAC、アルファリポ酸など）を含むものを抽出していたり、人工的につくっているものもあります。また、グリシンは、遺伝子組み換えについてくる害であるグリフォセートを排泄するのに役立ちます。

自分に合ったサプリメントで体にやさしい解毒方法を見つけていくといいでしょう。[40–42] サプリメントを摂取するときには、摂りすぎに注意し、何か強い反応がある場合（解毒のスピードが速い、もしくは排泄経路ができていないため、有害物質が出ていかずに体の中をめぐってしまう、発疹やひどい頭痛や発熱などの有害症状が出る）は無理をせず、摂るのをやめてください。体にやさしい、自然なものから始めるようにしましょう。

病気をもっている人、反応が強い人、解毒が必要なのにできない人は専門の医師に相談してください。腸の環境の悪い人はサプリメントがうまく吸収されません。腸内の微生物（カビや寄生虫）がその栄養を食べ、さらに増えてしまい、炎症を助長することもあるのです。そのため、塗るタイプのものや、入浴剤として入れたり、舌下に投与して粘膜から吸収させたり、鼻腔や口腔内にスプレーして吸収しやすいタイプに工夫しているものもあります。

一人ひとりの状態に合ったサプリメントを選択していくことが大切です。

サプリメントについて

私は、日常の診療で、なるべく薬を使わずに自然治癒力を高め、病気を改善したり、予防に努めるよう、日々、患者さんと向き合いながら指導しています。

サプリメントに対しては開業当初は否定的でした。サプリメントは、良質なものは高価なものが多く、たとえ高価なものであってもあまり効果がない方も多いと感じていたからです。

したがって、サプリメントを摂るよりも、いかに消化吸収力を高めてあげるか、そのためには消化管、つまり腸が大切だと思い、胃腸を整える生活指導、運動、マッサージ、食生活の指導をするようになりました。

これらの指導によって、とてもいい結果が出はじめました。つぎに、「栄養」について学んでいくようになりました。

そこで、病気をもつ患者さんには足りていない栄養素がたくさんあることを知りました。それでも、消化力、吸収力を上げるほうがサプリメントで補うよりも栄養素の吸収には優れていると思っていました。ただ特殊な病態の患者さん、多くは慢性的な病気や子どものときから問題がある患者さんには、さまざまな栄養が必要なことも知りました。食べものだけでは治療が困難であることを知ったのでした。

サプリメントを使用し始めたのはその頃です。しかし、不足している栄養を補ってあげたいと思っても、うまく取り入れられない患者さんが多くいます。そんなときに、胃腸だけでなく、口腔内や歯、上咽頭などの炎症も問題であること、体から排泄能力が低下している方は栄養を取り入れられないこと、私たちが多くの有害物にさらされていることを学んでいったのです。

そして、私が目指していた「始めからサプリメントを使わずに食事や生活改善で胃腸を整えていくこと」が、自然に炎症を抑え、解毒能力を高めていたことを改めて確認したのでした。

気をつけていても、天然のものを食していても、ただ呼吸をするだけでも、有害物質は、毎日、必ず体内に入ってきます。

食生活などの日常生活をできるだけ工夫して、日々「解毒」していくことがいちばん重要なことなのです。

第Ⅲ章

身の周りに潜んでいる有害物質の特徴

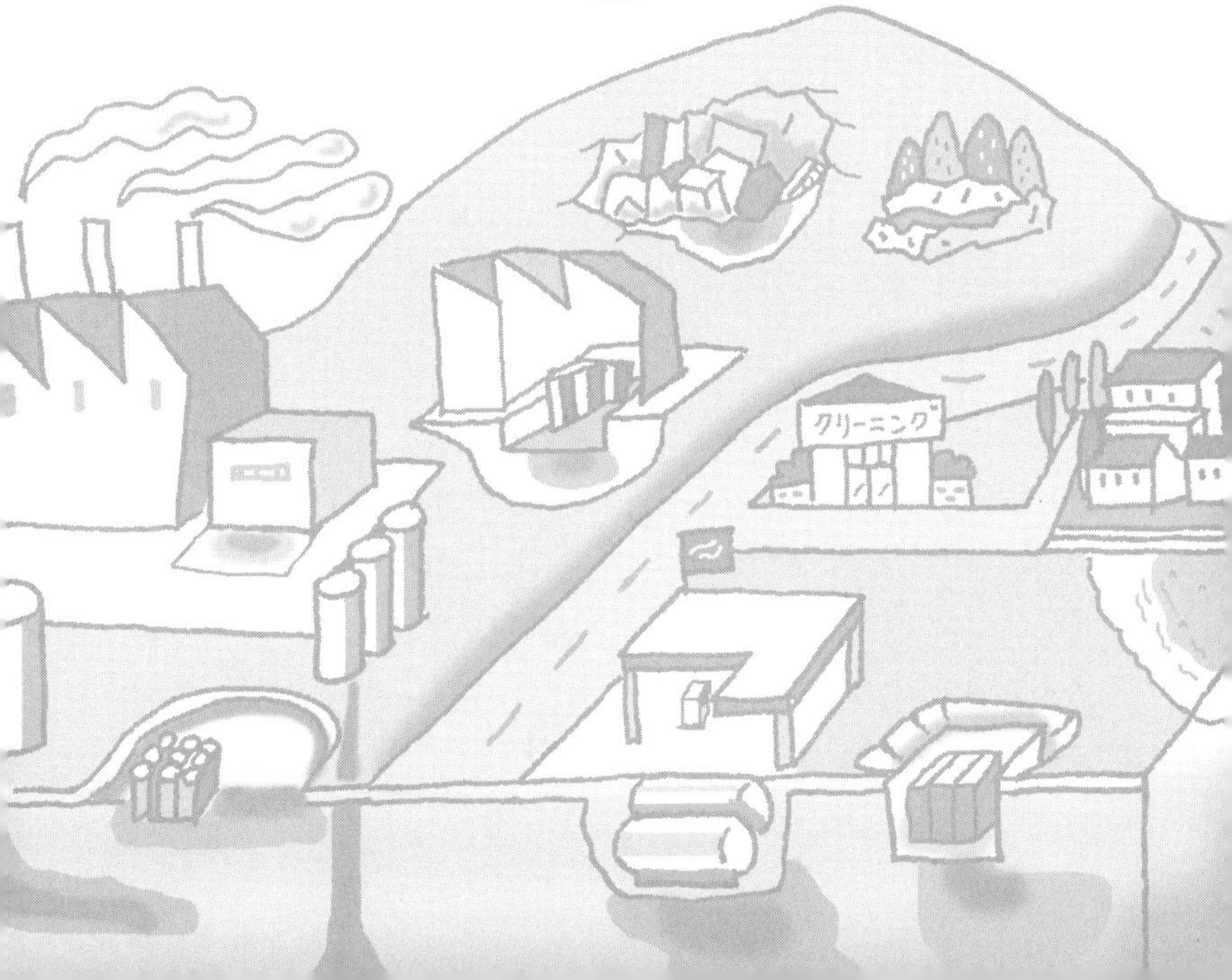

第Ⅱ章までで、有害物質が私たちの体に及ぼしている影響と具体的な対応策（解毒の基本 4原則を思い起こしてください！）についてお伝えしてきました。Ⅲ章では少し専門的な内容も含め、それぞれの有害物質についてその特徴をまとめてあります。Ⅱ章の対応策と行き来しながら読み進めていくと理解が深まると思います。

1　内分泌かく乱物質

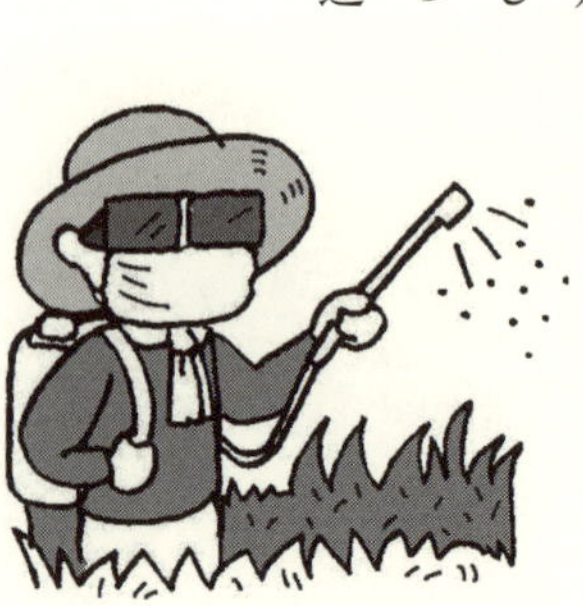

プラスチック容器、スチレン容器、殺虫剤・殺菌剤、保存料などには何種類もの化学物質が含まれています。そして、この化学物質の多くがエストロゲン（女性ホルモン）様の作用をします。細胞の受容体は化学物質の浸入に対して、エストロゲンが入ってきたと勘違いして反応しはじめますが、実際の女性ホルモンではないので、正常な反応にはなりません。そのため、ホルモンバランスが乱れてしまいます。

男性にもエストロゲンは存在しますが、もともとエストロゲンが少ない分、その影響は大きく出

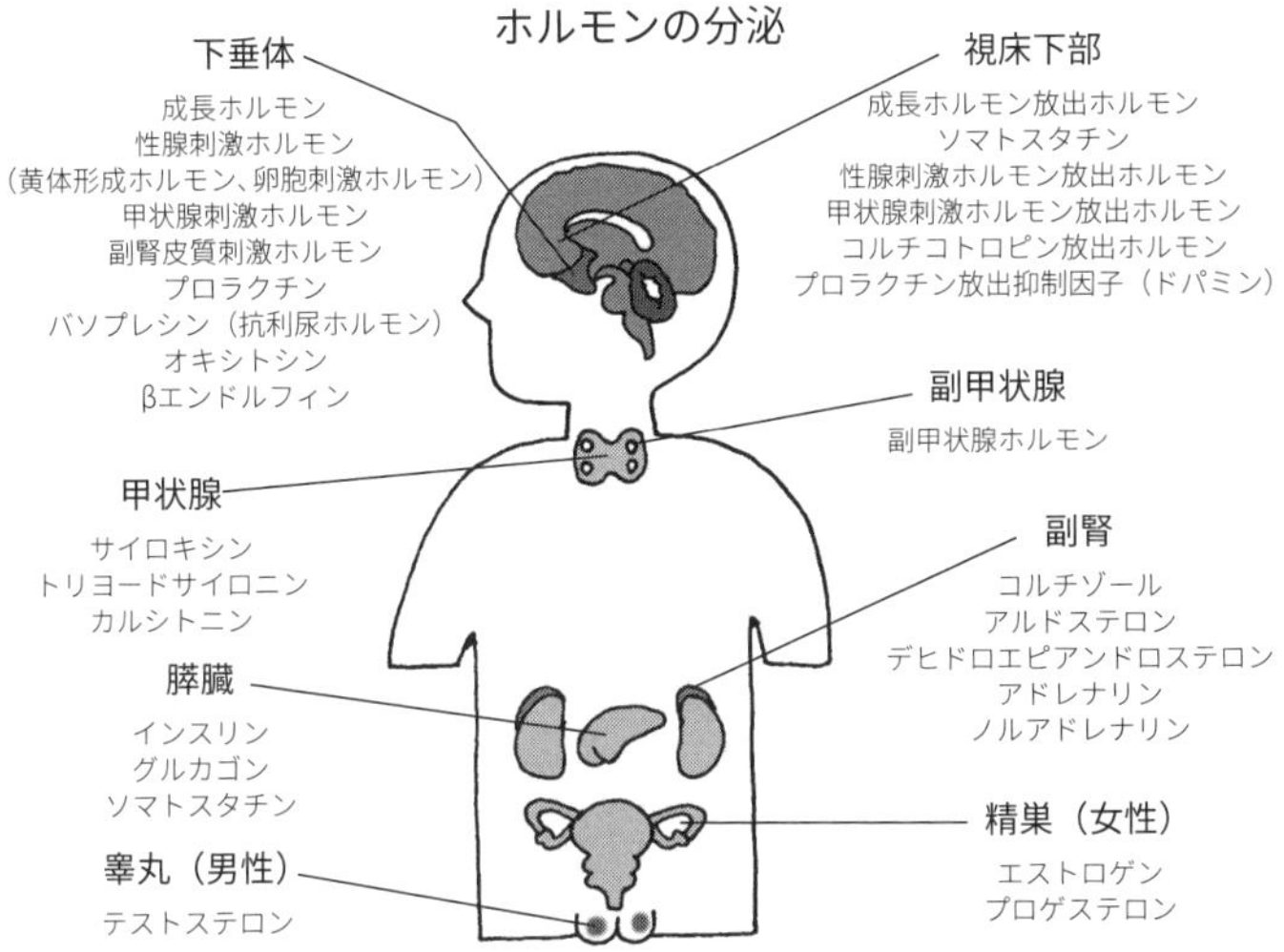

ることになります。男性ホルモンの低下を引き起こし、生殖能力が失われていく可能性もあります。

エストロゲンの受容体は全身の細胞（卵巣、前立腺、子宮に加え、脳神経細胞、腸、肺、筋肉や関節、骨や肝臓、血管内皮細胞や免疫をつかさどる細胞、白血球）に存在することから、全身に影響を与えることになります。

さらにエストロゲン様物質は、実際のエストロゲンと同じ酵素で代謝されていくので、酵素の負荷が大きく、本来代謝しなければならないエストロゲンの未代謝物が増えてしまうのです。すると、代謝されていないエストロゲンで刺激されてしまいます。また、甲状腺機能にも影響を及ぼし、甲状腺ホルモンの活性化を妨げたり、副腎機能にダメージを与えたりします。

エストロゲン様物質は脂溶性で、組織に沈着しやすく、外に出ていきにくい特徴があります。有機溶剤と同様、脳神経系へのダメージも大きくなります。

内分泌腺はホルモンを分泌する臓器です。ホルモンはネットワークとして働くため、一つのホルモンが乱れれば、お互いに連鎖し合うのです。内分泌腺の多くは脂質を多く含み、血流が多いため、さらに有害物質の影響を受けやすくなります。

内分泌腺の一つである副腎皮質は、何らかのストレスを受けたときに体の防御機能が働き、ホルモンを分泌するのですが、脂質を多く含んでいるのでさらに多くの有害物質を取り込んでしまう傾向があります。

副腎は、これらの有害物質を解毒するときに必要な酵素（CYP）を多く利用する臓器です。そのため、有害物質を代謝するときに出る活性酸素によって、臓器自体が障害を受けてしまいます。

副腎は内分泌腺の要であり、甲状腺や性腺にもダメージの連鎖を起こします。したがって、副腎機能不全が起こると、甲状腺機能障害、性腺機能障害（不妊など）[5–7]が引き起こされます。さらに、前立腺肥大症や前立腺がん、乳腺症や乳がん、子宮内膜症や子宮筋腫、肝臓がんなどの生殖器以外のがん、肥満や動脈硬化、関節炎や骨粗鬆症、アルツハイマー病などのほか、多くの炎症も引き起こしやすくなります。

プラスチックはどんどん生産されている

「世界経済フォーラム」(2016年) での報告で、世界のプラスチック包装のほとんどが１回限りの使用で廃棄されており、年間800億～1200億米ドルに相当するプラスチック包装素材の価値の95%が失われていることがわかった。

また、過去半世紀で世界のプラスチック使用量は20倍に増加しており、今後も使用量は20年間で2倍に増える見込みで、現状のペースでプラスチックの廃棄が続いた場合、2050年までに世界の海へのプラスチック廃棄量は魚類の総量よりも多くなる。

海中に廃棄されたプラスチックは小さく砕けて、マイクロチップといわれるものになり、これが魚や鳥によって摂取され、これらを摂取した多くの生物が死んでいる。このマイクロチップは海塩にも含有されており、人間がこれらの魚や鳥や土壌汚染されたものを食べることで、プラスチックに含まれる多くの化学物質にさらされることになる。

プラスチックの生産量

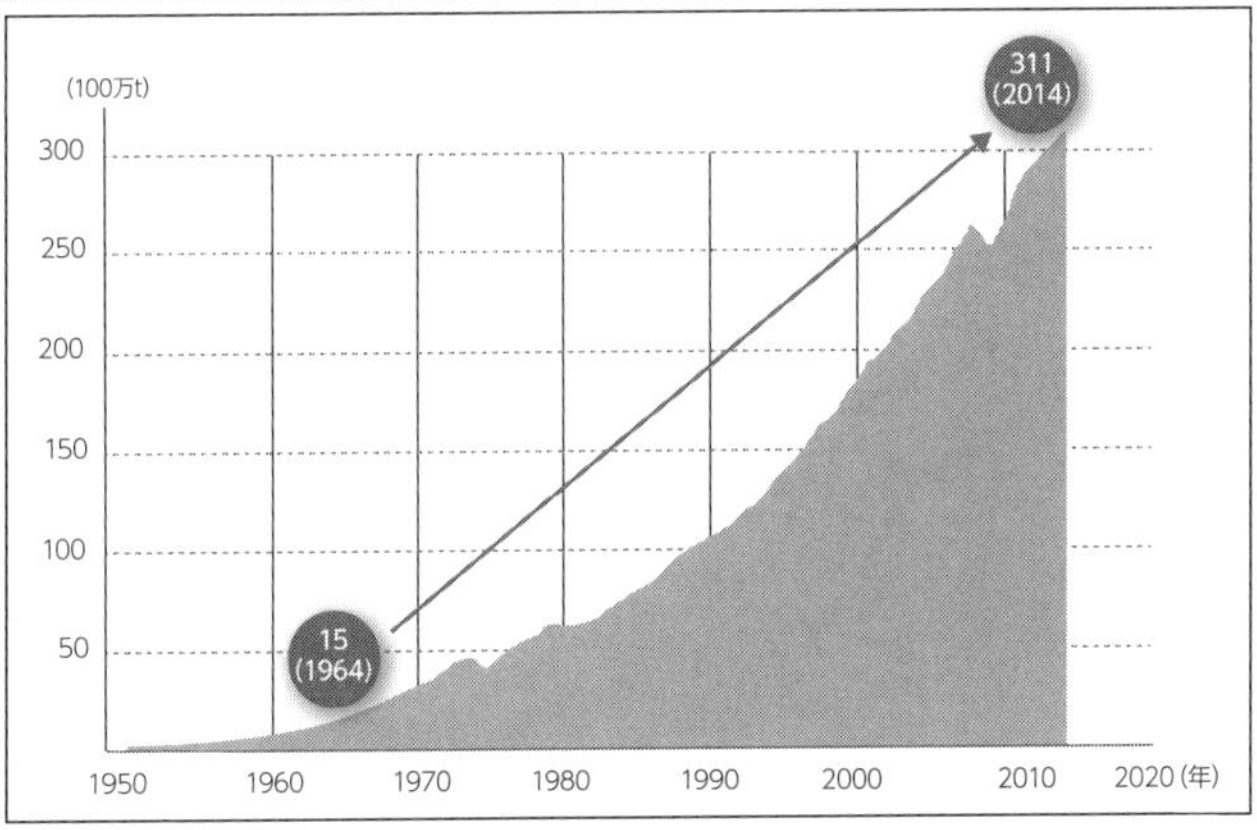

出典：PlasticsEurope, Plastics-the Facts 2013, 2015 (2013&2015).

プラスチック容器の種類とプラスチック材質表示識別マーク

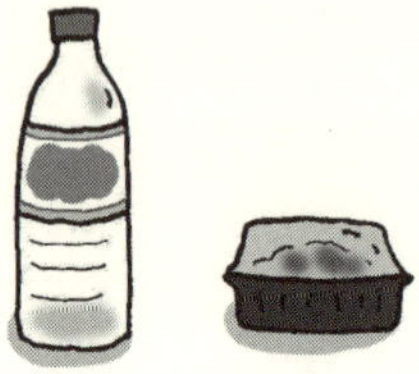

①ポリエチレンテレフタレート（PET）

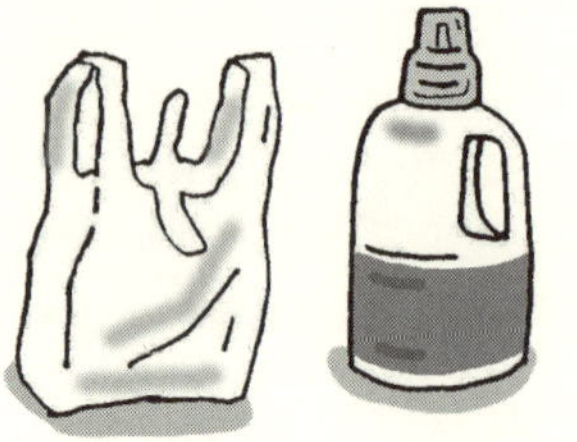

②高密度ポリエチレン（HDPE）

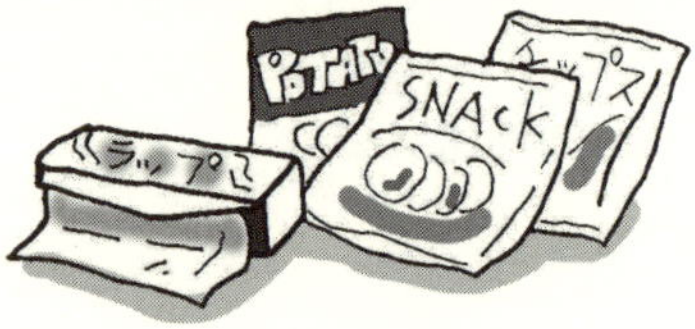

③塩化ビニル樹脂（PVC）

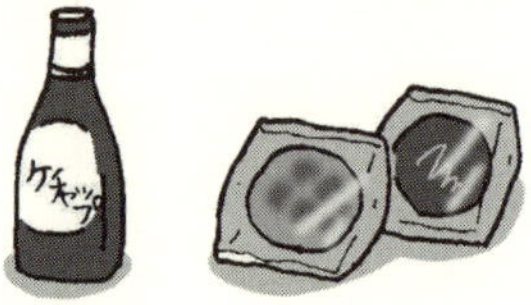

④低密度ポリエチレン（LDPE）

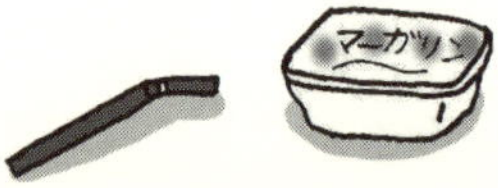

⑤ポリプロピレン（PP）

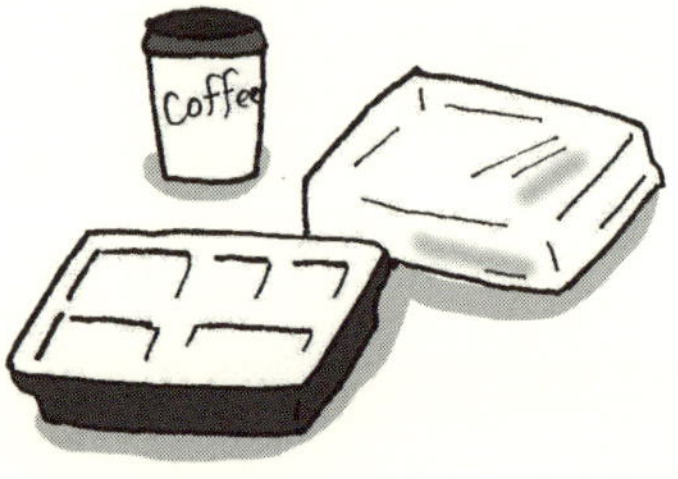

⑥ポリスチレン（PS）

1 PET　2 HDPE　3 V　4 LDPE　5 PP　6 PS　7 OTHER

資源有効利用促進法に基づき、①の PET 材質のボトルには表示が義務付けられている。②〜⑥および⑦（その他）の材質のものは任意表示で、法的な表示義務はない（数字は材質、アルファベットは材質の略語）。

① BPA（ビスフェノールＡ；bisphenol A）

プラスチックに含まれるBPA（ビスフェノールA）は、内分泌かく乱物質で、女性ホルモンであるエストロゲンに似た作用を示す。

BPAはポリカーボネートから作られるプラスチック製剤に含まれていて（右ページの7 OTHER）、プラスチックのボトル（主に固くて透明。赤ちゃんが使う哺乳びんなど）、レシートなどの感熱紙、多くの容器や、缶詰類（特にトマト缶や缶コーヒーなどの内側）に含まれる。スーパーの惣菜などを入れる薄い透明の容器や、調味料や油のプラスチックボトルなどは、温度や油などによってBPA溶出のリスクがより上がる。また、子ども用の食器、おもちゃなどもプラスチック製のものが多い。

フランスでは、3歳児以下が使うものにはBPAが禁止され、アメリカ食品医薬品局（FDA）も、健康被害が懸念されるのでBPAの使用を控えるように警告している。特に生殖異常や第2次性徴の早期出現（月経が早いなど）、肥満、心臓疾患に加え、中枢神経系の初期発達に必要不可欠な遺伝子を抑圧してしまうことなどが報告されている。また、胎児・幼児への影響についても、母親の体内に蓄積しているものや、妊娠中の曝露、子ども時代の曝露は、不安障害や注意欠陥・多動性障害（ADHD）などのリスクが指摘されている。

プラスチック製品で特に避けたいものは、右ページの③PVC、⑥PS、⑦OTHERである。しかし、マイクロプラスチックの問題や、ほかのプラスチック製品にもBPAやほかの有害物質が含まれているといわれ、ペットボトルのテレフタル酸についても議論がある。特に記載義務がないため、すべてにプラスチックのマークしかないときは識別もできない。できるだけ避けるのが賢明だろう。

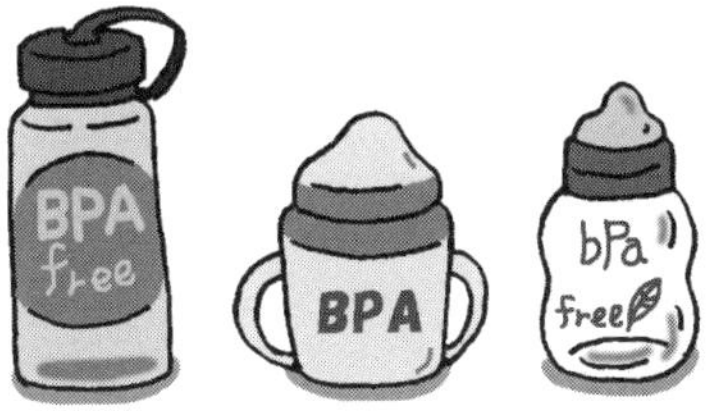

②フタル酸（エステル）

塩化ビニルを中心にプラスチックに柔軟性を与える可塑剤。多くのプラスチック製品やひげそりローション、ネイルケア製品、化粧品や接着剤、香水など、一般的にフレグランスといわれるものに含まれる。フローリングなどさまざまな建材や殺虫剤、アスピリンなどにも使用されている。

性ホルモンへの影響に加えて、自己免疫疾患やがん、臓器障害、肥満、さらに自閉症との関係も報告されている[43]。また、ビタミンであるナイアシン合成を阻害し、炎症を引き起こす物質を増やすことがわかっている。

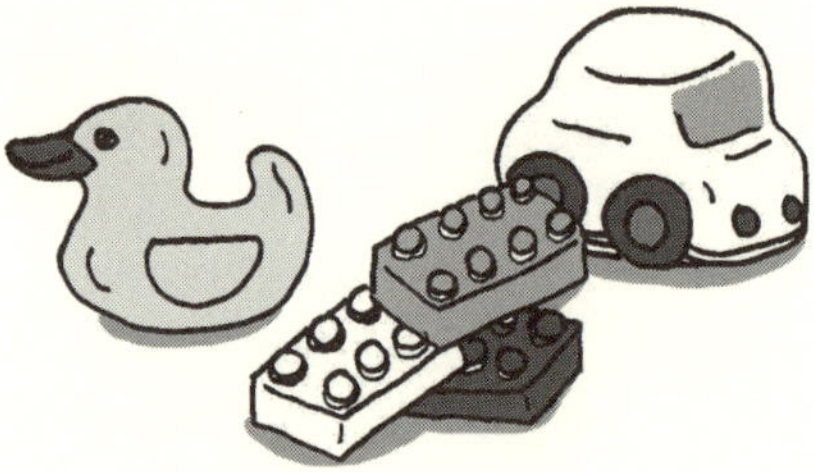

③ PCB（ポリ塩化ビフェニル）

絶縁油、可塑剤、塗料、ノンカーボン紙の溶剤や、高脂肪乳製品や肉など、多くの食品がPCBに汚染されている。アトランティックサーモンには、養殖池がPCBに汚染されていることから、発がん性が多数報告されている。このほか、ホルモンかく乱物質として、免疫異常、子どもの知能指数（IQ）への影響、神経障害などの報告がある。

④農薬、殺虫剤

農薬、殺虫剤、除草剤、ガーデニングやペットのノミとり、シロアリ駆除剤には多くの化学物質が使われており、これらの害は、エストロゲン様作用に加え、他に人にも強い影響がある。例えば、神経障害、脳機能や末梢神経などに障害を引き起こし、自閉症、ADHD、知能の低下、喘息、糖尿病、がんなど、多くの疾患との関連が報告されている[44-49]。

次ページの表に農薬・殺虫剤の分類として主なものをあげたが、その他の農薬・殺虫剤にも、ミトコンドリアの電子伝達系の阻害、代謝や成長に関する酵素阻害、筋小胞体への影響、核酸合成や細胞分裂の阻害、アミノ酸やタンパク質の合成阻害、細胞膜合成や酵素の阻害など、多くの弊害が報告されている。しかし、ホルモンの異常は、血液検査では異常値にならないことも多々あり、機能異常が潜在的に起こっているために、表には見えない不調が出てくることがある。

これらの農薬は洗っても、煮ても焼いても消えないし、土壌へも残留しやすい。EU諸国では、2013年から3種類のネオニコチノド系農薬が原則使用禁止になった。2014年には韓国、アメリカのシアトルでも禁止条例が出され、2015年にはアメリカ環境保護庁が新規登録を規制、カナダ・オンタリオ州でも規制が始まるなど、その後も次々と規制が強化されている。一方、日本の基準値はゆるく、各国での規制が相次いでいるにもかかわらず、世界の流れと逆行しているのが現状である。

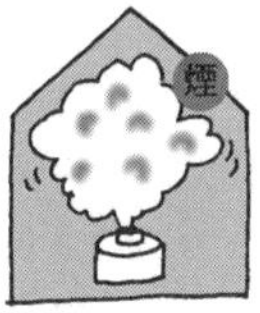

燻煙剤

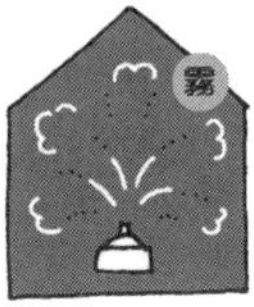

燻蒸剤

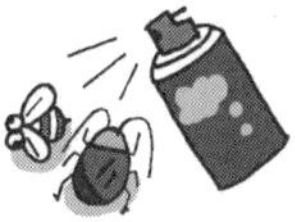
スプレー式
殺虫剤

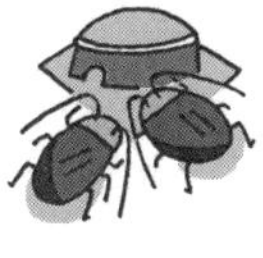
毒を入れた
エサ

農薬・殺虫剤の分類

分　類	特　徴
有機リン系 （フェニトロチオン、マラチオン、パラチオンなど）	もともとの農薬の主流。アセチルコリン分解酵素を抑制する機能をもつ。
有機塩素系 （DDT、BHC）	1970年代に多くのものが禁止になった。
ネオニコチノド系 （アセタミプリド、イミダクロプリド、クロチアニジン、ジノテフラン、ニテンプラムなど）	1990年代から農薬の主流を占める。有機リン系に比べて、人体への安全性が高く、効果が持続するという利点があるが、ミツバチなどの減少に関与していることが指摘されている[50-52]。
カルバメート系 （カルバリル、メソミル、アラニカルブ、オキサミルなど）	西アフリカで使われていたカラバルという豆を元にした殺虫剤をまねてつくられた合成殺虫剤。中枢神経系への影響があるとされ、多発性硬化症、パーキンソン病、カンジダなどとの関連性が指摘されるほか、脱毛、反応性低血糖、ADHDなどの原因の一つとされ、めまいや頭痛、痙攣、てんかん、発がん性などが報告されている[53]。
ピレスロイド系 （アレスリン、ジョチュウギクエキス、フェノトリン、フタルスリン、レスメトリンなど）	除虫菊に含まれるピレトリンを主成分とした農薬で、殺虫剤として利用されている。もともとは天然のピレトリンを原料としていたが、20世紀前半に合成ピレスロイドが実用化され、農薬・家庭内殺虫剤として広く普及した。合成ピレスロイドは自然のピレトレンに比べて何倍もの毒性があり、ペットのシャンプーにもノミ取りとして含まれているので、使用には注意が必要。
その他 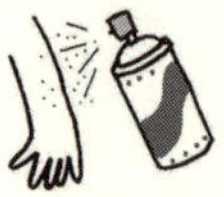 虫除け剤	昆虫などの忌避剤（虫よけスプレー）として使われている殺虫剤にDEET（ディート）がある。虫よけの作用機序はよくわかっておらず、人には比較的安全とされているが、動物実験での大量投与により、神経毒性が認められたという報告がある[54]。また、アレルギーや肌荒れが指摘されている。

⑤トリクロサン（triclosan）

除菌成分として薬用石鹸などに入っており、内分泌をかく乱させる。トリクロサンを含め多くの化学物質は、自然界に流れ出てしまうと環境の生態系を変化させてしまうといわれている。

石鹸のなかでも単純な組成のもの（牛脂やヤシ油などにアルカリ成分を加えて作ったもの）は、環境中で微生物によって容易に分解されるが、薬用石鹸や洗剤などには、分解されにくい合成界面活性剤（ラウリルと表記されているものが多い）が使われている。

合成界面活性剤は、シャンプー、リンス、洗剤などでも一般的に使われており、皮膚のバリア機能の一つである皮脂を洗い流し、バリアを失った皮膚から、簡単に異物が体内に入っていく。

化粧品などでも、「肌の奥まで入っていく」といったフレーズのあるものは、合成界面活性剤が使われているという意味で、皮膚や鼻腔での細菌が増殖し、本来の皮膚のバリア機能がなくなるため、細菌が皮膚へ接着することを許してしまうので、注意が必要[55]。

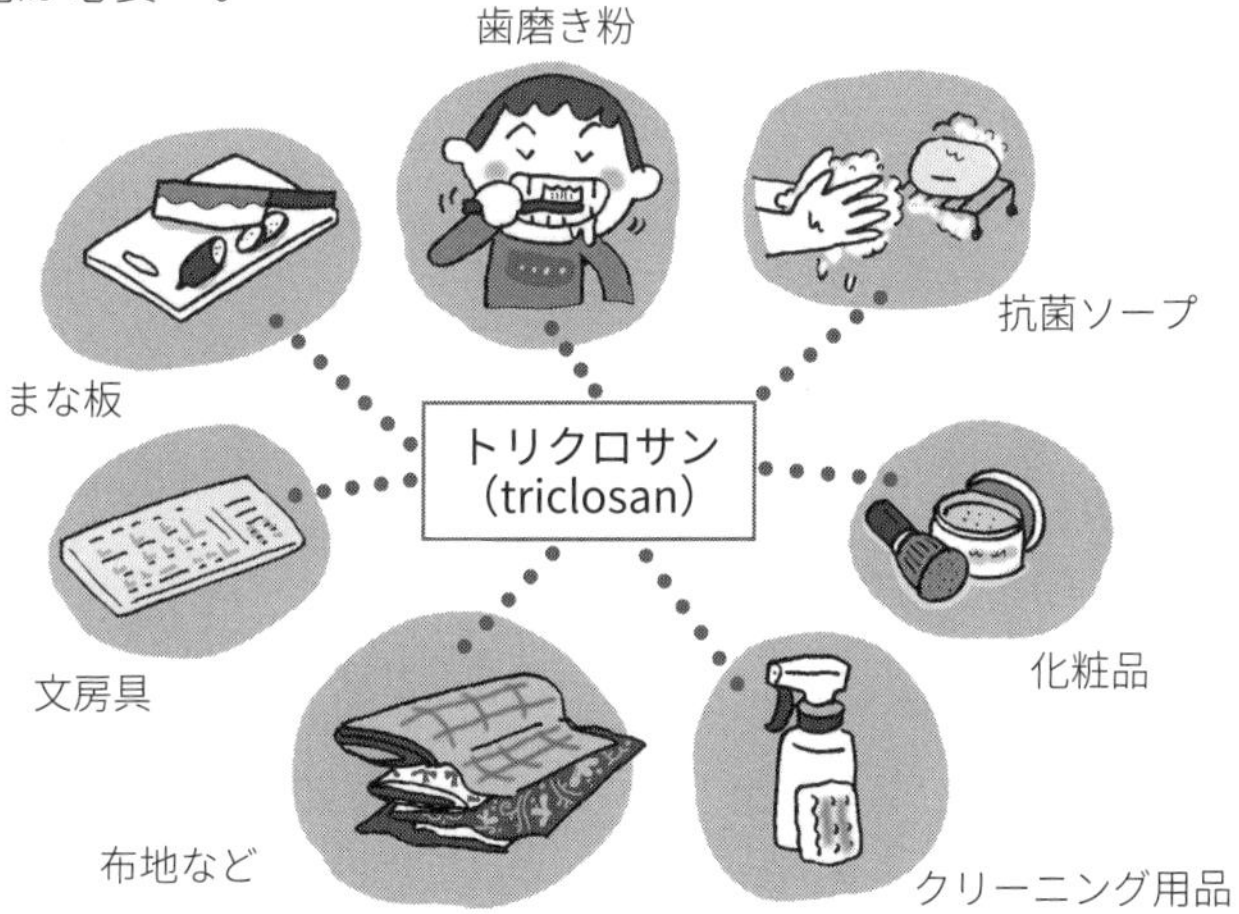

⑥ PVC（ポリ塩化ビニル）

ビニールや塩ビという名称で呼ばれている代表的なプラスチック素材。ダイオキシン類の主要発生源と考えられ、PVCに含まれる可塑剤（フタル酸）の環境ホルモンへの影響などは社会的な問題となっている。

PVCが使われているのは、衣類、壁紙、バッグ、インテリア（クッション材、断熱材・防音材、保護材として）、縄跳び用などのロープ、電線被覆（絶縁材）、防虫網（網戸など）、包装材料、水道パイプ、建築材料、農業用資材、消しゴムなど多数あり、かつては玩具にもよく用いられた。

⑦パラベン（ブチルパラベン、エチルパラベン、メチルパラベン、プロピルパラベン）

パラベン（パラオキシ安息香酸エステル）は、食品・医薬品・化粧品などの防腐剤として使われており、皮膚のアレルギー疾患、発がん性、アスピリンぜん息への誘発などが報告されている。

シャンプーやコンディショナー、髭剃りジェル、化粧品、デオドラント製品、食品添加物、防腐剤として使用されていることが多いが、近年、「パラベンフリー」になっている商品も出てきている。

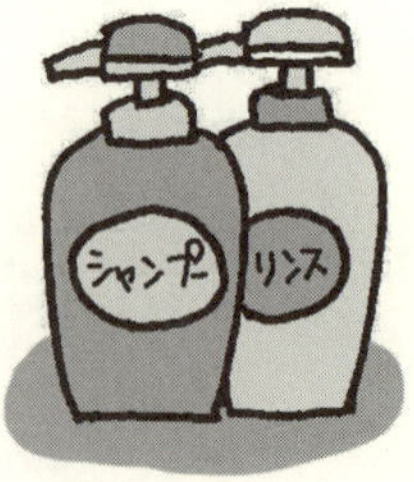

2　有害なハロゲン（塩素、フッ素）

ハロゲンとは、周期表に出てくる第17族に属する元素の総称で、塩素・フッ素・ヨウ素・臭素などがこれに分類されます。

①塩素

塩素には強い匂いと毒性、強い腐食性があり、漂白剤や消毒剤、プールの水の殺菌などにも使われています。塩素系の漂白剤には、次亜塩素酸ナトリウム、ジクロロイソシアヌル酸ナトリウムなどがあります。

水道やプールの中に入れている塩素系の消毒剤は、水の中の雑菌やウイルスを増やさないために使用されています。消毒剤が入っているこの水を口にすると、体内の腸内細菌を殺し、そのせいで腸内環境が狂ってしまいます。漂白剤などを口にすることはめったにありませんが、経皮毒といって、皮膚から吸収することがあります。例えば、喘息や心臓の貼り薬、関節の湿布薬、軟膏やクリームなどは、皮膚から吸収するから効果があるのです。特に柔らかい皮膚や粘膜だと吸収率は全く違ってきます。

シャンプーやリンスの中の化学物質は、合成界面活性剤と一緒に使用すると体内に取り込まれやすくなります。デオドラントや制汗剤に入っている有害金属や香料、生理用ナプキンやおむつに使われている漂白剤なども同様です。

経皮毒の吸収率
（腕の内側を１とすると…）

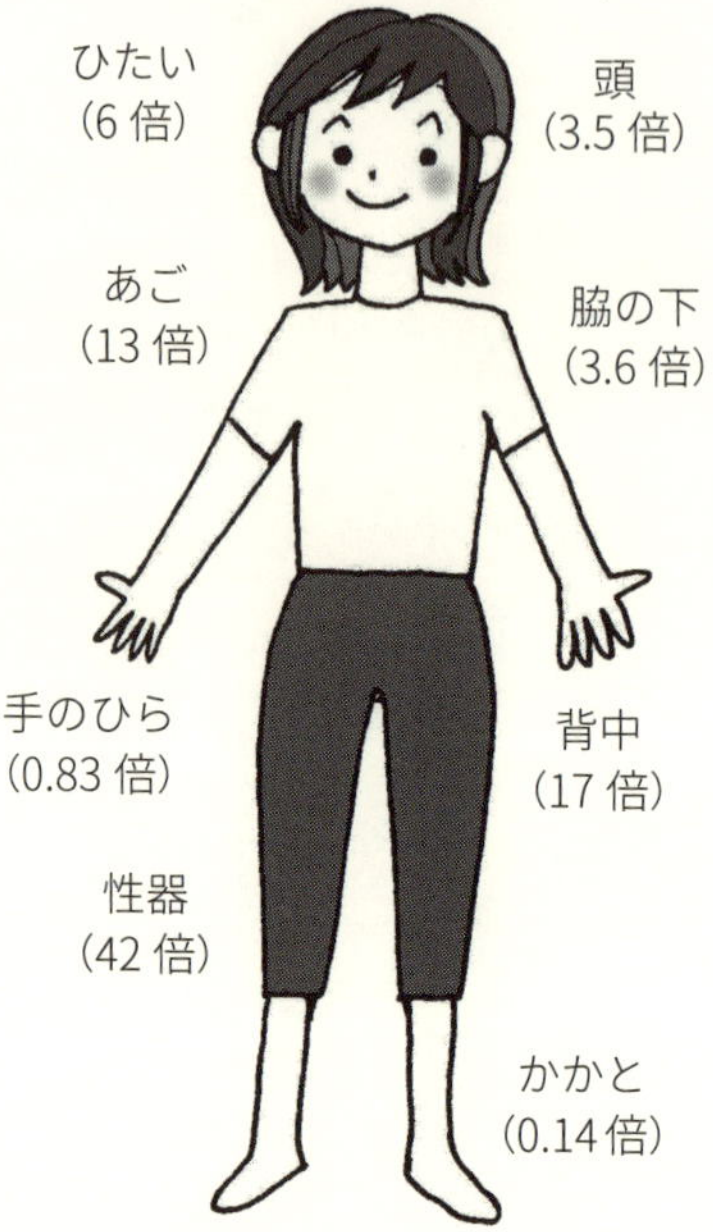

また、生理用ナプキンやおむつに含まれる高分子ポリマーには熱を下げる作用があります。つまり、それを使用すると、接している皮膚の粘膜からさまざまな化学物質が入るのに加え、なおかつ熱を奪っていくのです。

外食でのサラダやスーパーで売っているカット野菜の多くは、次亜塩素酸ナトリウムで殺菌され、その後、醸造酢やフマル酸などの酸性剤で制菌操作をします。この酸性剤はいわば保存料であり、「pH調整剤」とよばれ、表示に義務付けがありません。

②フッ素

フッ素には非常に強い酸化作用があるため、単体ではほとんど存在していません。一般的には他の元素と化合した「フッ化物」として使用されています。

歯科での虫歯予防にフッ素（フッ化物）を塗ることはよく知られていますが、フッ素は、歯科以外でも多くの用途に使われます。スチールを発泡させたり、軽金属の製錬や接着剤、殺虫剤、ガラスや焼き物の表面、鍋や金属類の表面処理などで使われています。

フッ素は鉛を吸収しやすくするといわれ、甲状腺疾患との関連性が指摘されています[56]。また、脳・神経系でカギとなる酵素類を阻害して、神経機能を低下させる可能性も指摘されています。それによる発達障害、やる気の喪失や骨肉腫、不妊との関連も報告されています。

一方、ハロゲン元素のうちで、ヨウ素（ヨード）には、解毒効果があるといわれています。日本人は多くの海藻や魚介類を食べるので不足はないのですが、多くのハロゲンを摂取していたり、有害放射線に侵されたときには、積極的に摂ることで緩和に役立ちます。

3　揮発性溶剤

揮発性溶剤（揮発性有機化合物）はＶＯＣ（Volatile Organic Compounds）とも呼ばれ、塗料、印刷インキ、接着剤、洗浄剤、ガソリン、シンナーなどに含まれるトルエン、キシレン、ベンゼン、酢酸エチルなどが代表的な物質です。ホルモン類似物質にも含まれますが、一つの項目として取り上げます。

ＶＯＣは、光化学オキシダント、浮遊粒子状物質等の二次生成粒子の原因物質とされ、その健康被害は、シックハウス症候群や化学物質過敏症として問題となっています。また、ＶＯＣの一つである有機溶剤では、粘膜刺激作用による慢性気管支炎、メチルアルコールによる視神経障害、ベンゼンによる再生不良性貧血、トリクロルエチレンやトルエン、キシレンでみられる肝機能障害、トリクロロエチレンによる急性腎不全などが報告されています。

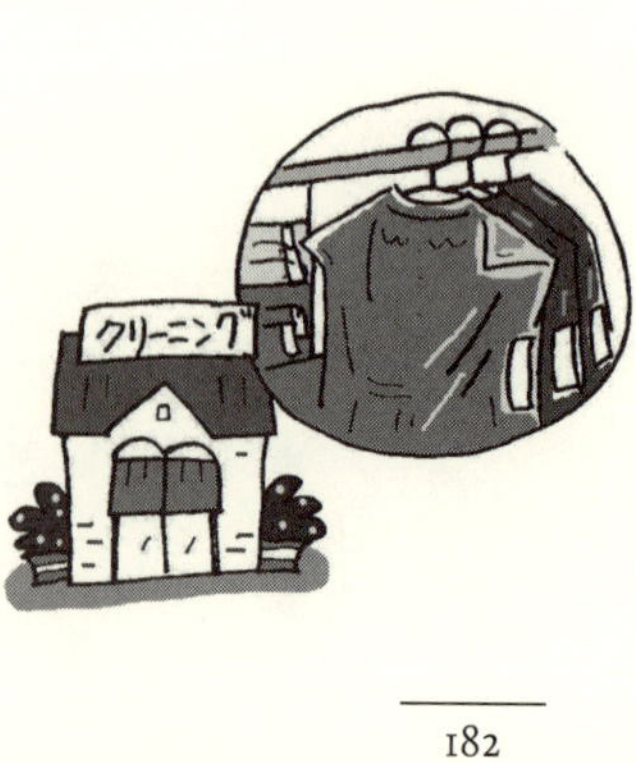

①テトラクロロエチレン

ドライクリーニングなどで使用される。揮発性なので、袋から出してしばらく風を通すことで減らせる。テトラクロロエチレンに発がんのリスクが示されているほか、ドライクリーニングにはさまざまな疾患を引き起こす物質が使われている。ホテルなどに泊まると、衣類やシーツもドライクリーニングされていることがあるので、体調が悪いときには注意する。

②スチレン

発泡スチロールやスチレン製の食器、カーペットやプラスチック製品、タバコの煙など多くのものに含まれ、上気道刺激症状や白血球減少、発がん性、吐き気、頭痛、倦怠感、うつなどとの関連が指摘されている。暖かい飲み物などをスチレン製の容器に入れて飲むと、スチレンをかなり摂取することになる。

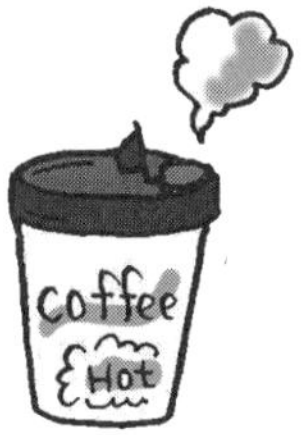

③ベンゼン

ガソリン、たばこ、排気ガス、接着剤、ペンキ、ワックス、洗剤、スチレン、合成ゴムなどに含まれる。東京・築地市場の移転先である豊洲での土壌汚染で注目を集めた。ベンゼンは発がん性との関連、また、アルコールを飲むと体内でベンゼンがつくられ活性酸素発生の原因になり、眠気、めまい、頻脈、頭痛、振戦、混乱、意識障害などの症状が現れることとの関連が指摘されている。

④トルエン

ペンキ、接着剤、有機溶剤、ガソリン、ネイル、しみ抜き、たばこの煙などに含まれ、呼吸器症状やイライラ、頭痛や吐き気、肝障害、腎障害、中枢神経症状がみられることがある。

4　電磁波（EMF）

電磁波（EMF；Electro Magnetic Fields）とは、電界と磁界の変化によって形成される波のことをいいます。光（赤外線、可視光線、紫外線）や電波は電磁波の一種です。電磁波はその波長によって、電波・光・X線・ガンマ線など、さまざまな分類がされています。

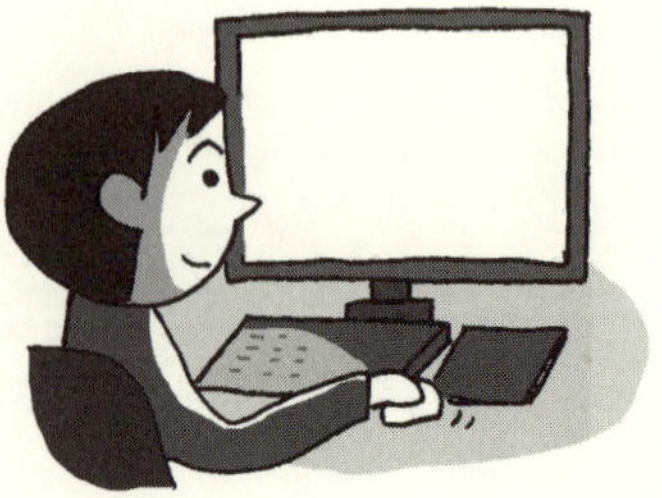

●電磁波の体への影響

私たちの体には微量な電流が流れています。そのおかげで多くの活動ができます。細胞同士の情報伝達や多くのシグナルが電位によって伝わります。しかし、電磁波には、人間の微妙な電位を狂わせ、細胞間の伝達を混乱させてしまい、間違った情報を伝える可能性があります。特に、筋肉量が少ない女性や高齢者、細胞が未熟な幼児や子どもは影響を受けやすいのです。

電磁波の種類と利用例

周波数 Hz：100　10^4　10^6　10^8　10^{10}　10^{12}　10^{14}　10^{16}　〜　10^{22}

	電磁波														
	電磁界	電波									光				X線　γ線
							マイクロ波								
名称	超低周波 50〜60Hz交流	超短波	長波	中波	短波	超短波	極超短波	センチ波	ミリ波	サブミリ波	遠赤外線	赤外線	可視光線	紫外線	
利用例	送電線 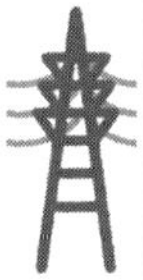	IH調理器	船舶・航空機用通信	AMラジオ	短波ラジオ	FMラジオ・テレビ	テレビ・電子レンジ・携帯電話	衛星放送レーダー	レーダー						医療・材料検査・X線写真　医療・材料検査

出典：関西電力HP(http://www.kepco.co.jp/energy_supply/energy/emf-k/)を改変。

電磁波は、飛行機や新幹線の中、電気カーペットや電子レンジ、携帯電話など多くの電化製品から発生しています。wi-fi、コンピュータ、スマートメーター、テレビ、コードレス電話、電波塔、携帯電話アンテナ塔などから知らない間に電磁波を受け取り、それが生体的・化学的に干渉し合い、人体にさまざまな不調をもたらすのです。

私が大学病院に勤めていた頃、高圧電線が通っている地域の子どもや若い人が白血病に罹るのをみてきました。実際の調査でも高圧電線に沿った地域に白血病発症者が点在していました。原因不明の体調不良(朝起きられない、耳鳴り、頭痛、抑うつ、めまいなど)を認める人が多くいました。

高圧電線や携帯電話の電波塔などが自宅

から見える場所にあって、体調不良を認めるときは、引っ越しをすすめます。ただし、ビルなどで遮られていれば大きな問題はありません。

体格もよく、自宅にあまりいない男性はこの電磁波の影響を受けにくいため、女性や子どもが体調の不良を訴えても〝気のせい〟にされてしまうことがあります。長時間自宅にいる可能性の高い女性や子どもの体調不良は、電磁波に原因があることがあるので、住環境を見直す必要があります。できれば、夜10時以降は、電化製品の電源やwi-fiを切っておきましょう。

電磁波過敏の人は化学物質にも過敏なことが多く、苦しむ人がたくさんいます。急性の生体への反応として、睡眠障害、頭痛、イライラ、短期記憶障害、集中力困難、抑うつ、めまい、手の震え、不整脈を起こすことがあります。

また、慢性的な反応として、メラトニン（夜眠くなるホルモン）不足など内分泌かく乱、慢性疲労（活性酸素や炎症により）、電磁波過敏症、短期記憶障害、抑うつ、自殺考慮、男性不妊症、神経変性疾患、がん、動脈硬化、歯科的なトラブル（口腔内金属との反応含め）、耳下腺への影響などとの関連が示唆されています。(57―58)

●ブルーライトの害

私たちの体には日内リズムがあります。夜はメラトニンというホルモンが増え、朝は減ることで一つのリズムを作っています。メラトニンは松果体という脳の部位から分泌されます。夜は紫外線のブルーの光が消え、メラトニンの分泌が増えてきます。逆に朝日の紫外線のブルーの光で減るのです。しかし、今は「ブルーライト」がさまざまなところに現れ、夜でもブルーの光を浴びることが多くなりました。昼間にしか見えないブルーの光が夜にも存在しているのです。

体のリズムを取り戻すために、夜10時以降は、ブルーライトであるテレビやパソコン、携帯電話の画面を見ることはやめましょう。特にパソコンや携帯は画面と脳が接近するので、なるべく使うのを避けたほうがいいでしょう。

健康のために、睡眠は非常に大切です。この時間に副交感神経が働き、内臓を修復し、エネルギーを補い、体と心をいやすのです。

ブルーライト以外にもwi-fiなどの電波が安眠を妨げています。睡眠の妨げにならないように電磁波をさけ、電化製品もコンセントを抜いたほうがいいでしょう。特に頭の周辺には電気が流れていない状況にしておくべきです。コンセントの差込口で囲まれた場所や電灯付のベッドでコンセントを入れっぱなしにしたまま寝るのはやめましょう。

メラトニンの合成・分泌

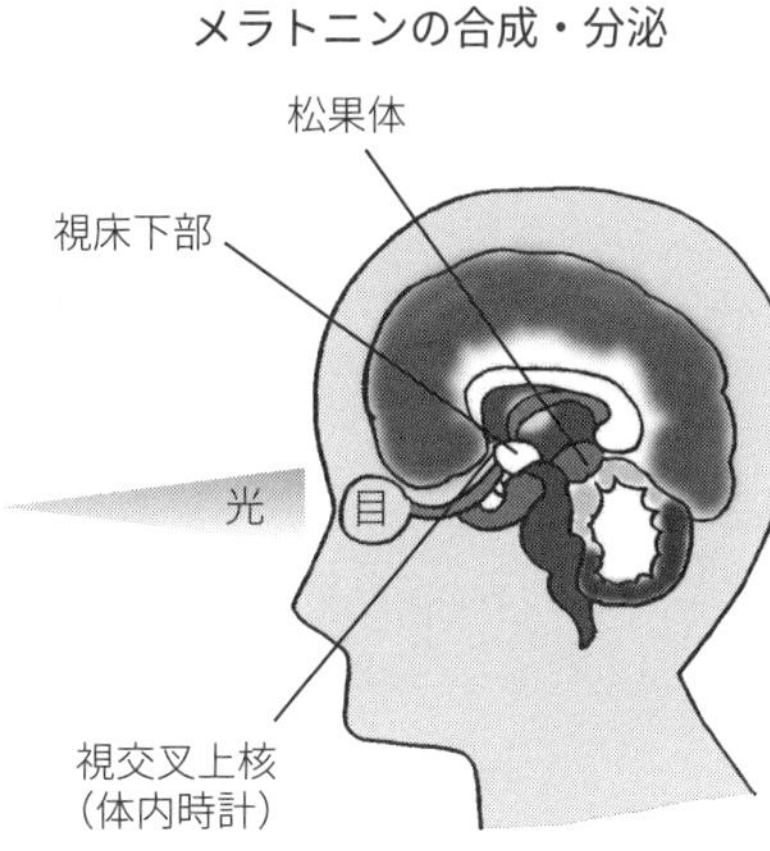

●放射線の害と解毒の方法

軽度の放射線、特にラドンやラジウムは病気の治療に使われることもありますが、種類や程度によっては害になります。

放射線にはそれぞれ影響しやすい部位があります。体内のどこに集積するか、そして半減期や解毒の方法は放射線物質によって異なります。左のイラストを参考にしてください。海産物や川魚からも高濃度のセシウムが検出されています。特に成長期の子どもたちには注意が必要です。

体内に集積する放射性物質

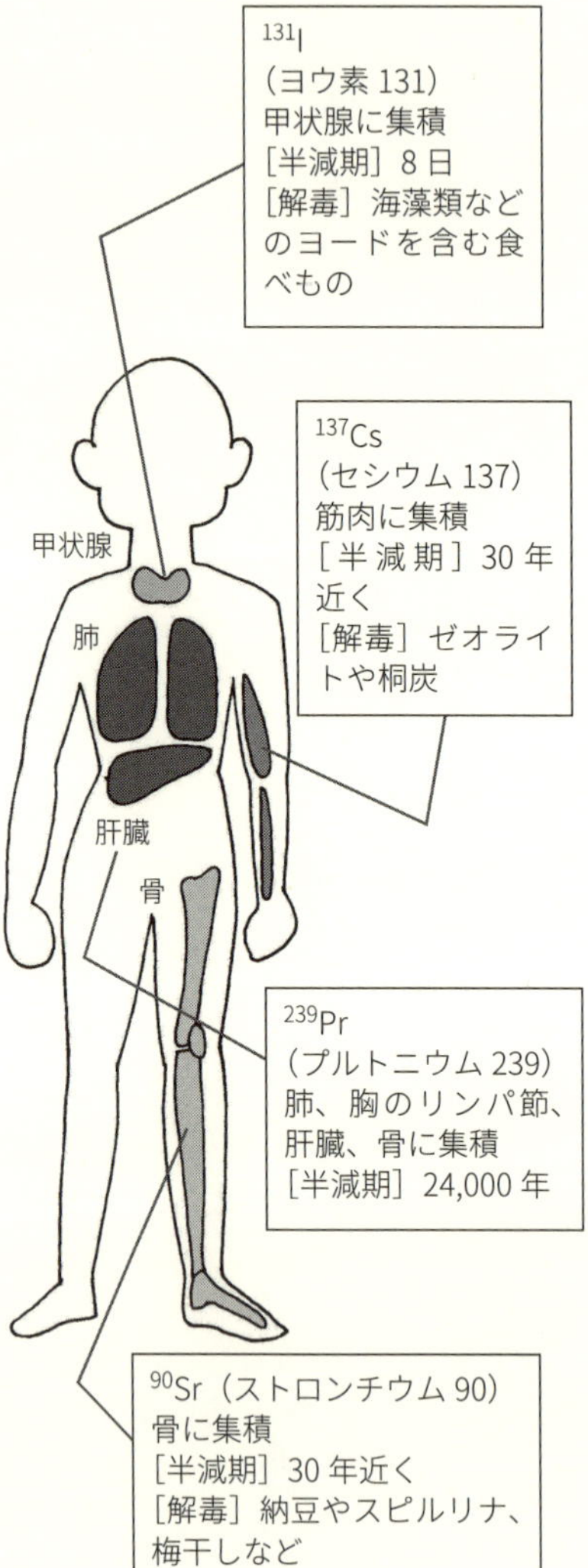

5　遺伝子組み換え食品、グリフォセート

遺伝子組み換え食品（ＧＭＯ：Genetically Modified Organism）の出現で食べものが変わってしまっています。日本では、ＧＭＯをあまりつくっていないという思い込みや、使用していないという表示があるので、「ＧＭＯは摂取していない」と信じている人が多いと思いますが、じつは、知らず知らずに摂ってしまっているのです。

●ＧＭＯが危険な理由

ＧＭＯは、作物が虫に食べられないように、殺虫剤をまく手間を省くために開発されたＢＴトキシンや、雑草を抜く手間、除草剤をまく手間を省くための除草剤耐性遺伝子を組み込んだ作物です。

ＧＭＯは、動物や昆虫、ウイルスや細菌の遺伝子を組み込むことにより、その作物のもつタンパ

ク構造を変えてしまいます。そのせいで、体はその作物を食物と認めず、異物とみなして、免疫システムを使って攻撃します。自分の細胞まで攻撃してしまうなどの混乱を引き起こし、アレルギーや自己免疫疾患、がんを引き起こす可能性もあるなど、とても怖い食品です。自閉症、ADHD、小児がんなどが増えているのも、GMOが原因の一つになっている可能性があります。

GMOは世に多く出回っています。1990年代から市場に出回り、全世界の大豆の81％、トウモロコシの35％、キャノーラ（セイヨウアブラナ）の30％が遺伝子組み換えといわれています。アメリカだけでみると、大豆の91％、トウモロコシの95％、キャノーラの85％、甜菜糖の90％が遺伝子組み換えです。日本に輸入される穀物の半量（飼料としてのトウモロコシや大豆、コーンシロップなどの材料）が遺伝子組み換えなのです。この穀物は直接私たちが口にする場合もありますが、一部の外食産業での使用に加え、家畜のえさとなっている場合がほとんどです。そのほかアルファルファ、コットンの多くが遺伝子組み換えです。

アメリカでは、遺伝子組み換え牛成長ホルモンを注入された乳牛からの牛乳が出回っており、乳がん、前立腺がん、アトピー、慢性鼻炎などに影響しているとされています。また、遺伝子組み換え牛成長ホルモンの注入によって乳牛の乳腺炎が増加し、膿が牛乳へ混入したり、乳牛への抗生物質の投与によりIGF―1ホルモンが増加します。

輸入だけでなく、日本でもGMOをつくることは承認されています。主にトウモロコシと大豆です。２０１７年8月現在で１７６品目が認められていますが、同年3月の種子法廃止で、米、麦、大豆のタネの供給不安、外資系企業の参入などが懸念されています。国産の米や麦でも安心して食べられなくなる可能性が出てきているのです。

●グリフォセートの害

ＧＭＯは、グリフォセートといわれる農薬に対して耐性をもたせている食品です。当然、かなりの農薬を使用しているので、ＧＭＯを摂取することは残留農薬も摂取することになります。

また、ＧＭＯ以外でも、実や根菜だけがほしい場合は葉が邪魔になるので、茎と葉を枯らすために収穫前にこの除草剤を大量にまくことがあります。小麦などでよく使われます。

グリフォセートはグリシンにリン酸が結合したものですが、除草剤として販売されています。腸内の善玉菌を殺し、病原菌の成長をうながします。それにより腸の炎症を引き起こし、リーキーガットという腸粘膜の透過性を上げてしまう病態を引き起こします。

ＥＰＳＰ酵素という植物の成長に必要な酵素があります。この酵素

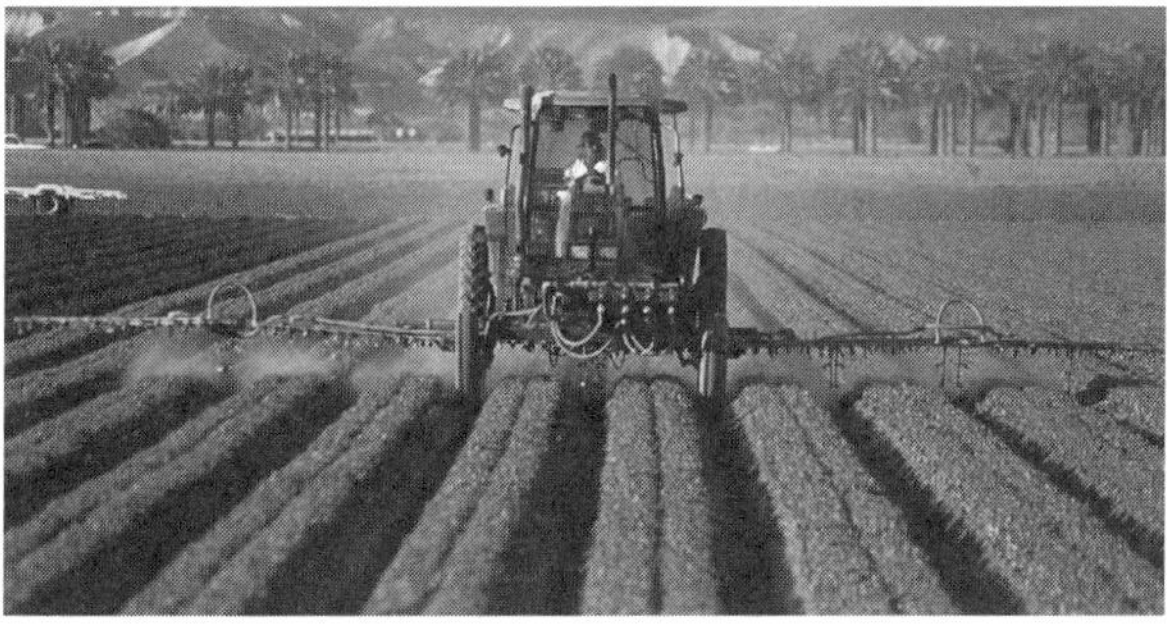

は腸内細菌の成長に必要なものです。グリフォセートはこの酵素を阻害します。そのため、腸内細菌叢の成長を阻害してしまうのです。

さらに、ピルビン酸というエネルギーを産生するときに大切な物質をつくる酵素を阻害します。これらの酵素や腸内細菌はエネルギーを産生する際に必要なもので、そのため、腸内細菌叢のバランスを崩して病原菌が増え、善玉菌が減るのです。そのほか、解毒に必要な酵素（ＣＹＰ）の働きを阻害し、大切なミネラル（鉄、コバルト、マンガンなど）を排出してしまいます。

もう一つ、ＰＯＮ１（パラオキソナーゼ１）という解毒に必要な酵素があります。この酵素はパラチオンなどの毒性を減らしてくれます。そのため、農薬が体内に入るとさらにＰＯＮ１を必要とし、体内のＰＯＮ１が不足してしまうのです。自閉症の子のＰＯＮ１活性を調べると、これが低いことが報告されています。さらに、腸の微絨毛が障害され、酵素の障害と相まって消化能力が低下します。これらにより、免疫の異常やアレルギー反応が起こりやすくなってしまうのです。

また、精神の安定や発達に重要な神経伝達物質等の原料となる芳香族アミノ酸や、遺伝子の働きを決めたり、多くの役割をもつメチオニンの合成阻害、さらに神経伝達物質の作用時間が短くなるということも指摘されています[59]。

最近は、特にセリアック病（小麦などに過敏な腸炎とさまざまな症状）や小麦不耐症に、グリフォセートとの関連が指摘されています。

　このようにGMOは、グリフォセートを多く含んだ食物ということになります。その害として腸内環境がバランスを崩し、自己免疫疾患、神経障害による発達障害や自閉症の増加、アレルギー、がんなどの増加につながるのです。

　グリフォセートはいわば抗生物質です。人間の体内に入れば腸内環境を乱すことが報告されていますが、家畜の口に入れば、もちろん家畜の腸内環境を狂わせることになります。

　グリフォセートによって逆に増えるのは、クロストリジウム属菌、サルモネラ、有毒性大腸菌です。つまり、O‐157を発生する牛肉ができてしまったり、糞便にクロストリジウム属菌の芽胞が混じり、それを農家の人が吸うことで腸にクロストリジウム属菌の割合が増えてしまうのです。

　畑の土は本来多くの微生物がいて、その微生物が食べ、排泄したものが土の養分となります。つまり微生物が多ければ多いほどその土地の栄養価は高くなるのです。それがグリフォセートをまくと死滅してしまいます。その結果、土はどんどん痩せ、栄養価が低くなった野菜ができあがってしまうのです。

　とにかくGMOはできるだけ摂らないように心がけてください。それにあたっては注意が必要です。食品の原材料表示では、5％以下なら「これは遺伝子組み換え作物ではありません」と書いてもよいことになっています。つまり、そのように書かれていても数％含まれている可能性があるということです。

6　人工甘味料

精製した砂糖は人の体にとって有害です。反応性の低血糖の原因になったり、糖化物質（ＡＧＥｓ）をつくりだしたり、多くの酵素を阻害し、代謝を悪くします。

メタボリック症候群、糖尿病、アルツハイマー病と砂糖との関連が指摘されるなか、砂糖の代わりに人工甘味料を使いたいという気持ちはわかります。しかし、これらの人工甘味料（アスパルテーム、サッカリン、スクラロースなど）は、砂糖よりも私たちの代謝系に影響を与えてしまうのです。

糖尿病になりたくない、太りたくないと思って使う人工甘味料なのですが、じつはこれを摂ったほうがかえって糖尿病になりやすいという報告さえあります。(60) また、腸内環境が変えられることによって、さまざまな疾患に関わってきます。(61)

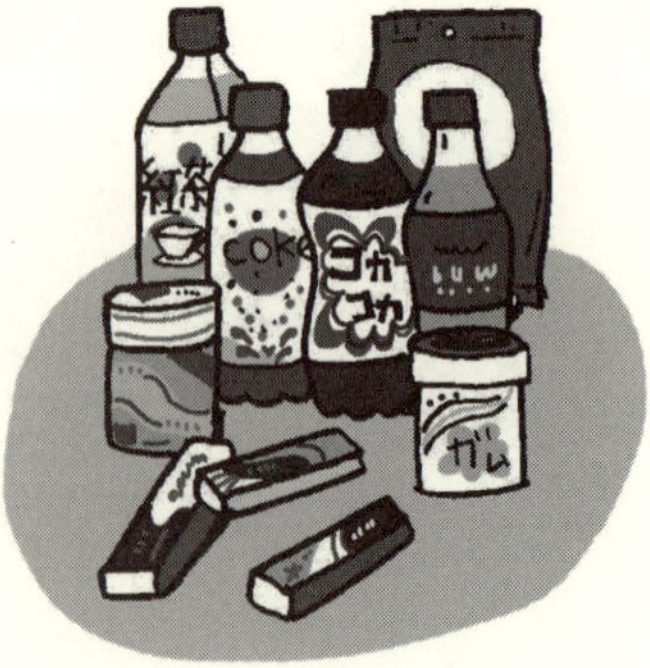

①アスパルテーム

アスパラギン酸40%、フェニルアラニン50%、メタノール10%でできており、これがホルムアルデヒドや蟻酸に変わり、肥満、頭痛などを引き起こす。

アスパルテームは、血液中のメタノールを上げ、ラットで肝細胞がんを増やしたとの報告や人のホジキンリンパ腫や多発性骨髄腫を増やしたとの報告があります。その他の発がん性も指摘されている(62-65)。

②果糖ブドウ糖液

果糖ブドウ糖液(異性化糖)といわれる甘味料は、甘い飲料、菓子、たれ、ドレッシングなど、さまざまな食品に砂糖の代わりとして使われる。原材料はトウモロコシで(ほとんどがGMO。原材料での使用には表示義務がない)、トウモロコシのデンプンを酵素処理し果糖に変換する。通常の砂糖よりも甘味が強い。

肝臓でしか代謝されず、血糖値をすぐには上昇させないが、ブドウ糖よりも吸収が早く、余剰分をすぐに中性脂肪として体内にためやすく太りやすい。

また、果糖は尿酸、糖化物質(AGEs)を生成し、肥満、高血圧の原因となる。さらにAGEsは酵素を阻害して活性酸素をつくりだし、がんやしみ、しわ、老化の原因になるといわれている。

これらの果糖は肝臓で発生するため、肝臓に負担をかけ、NASHといわれるアルコール性ではない脂肪肝の状態になり、肝臓がんになるリスクがある。メタボリック症候群、糖尿病等さまざまな病態にも関連している。

なお、果物には果糖の他にブドウ糖やショ糖、ビタミンやミネラル、豊富な水分、食物酵素、ファイトケミカルという体に有益な物質が含まれる。加熱して繊維を取り除いたジュースではなく、生の果物を食べることを推奨する。ただし、旬の果物、それも甘すぎないものに限る。

7 化学調味料

化学調味料は、スナック菓子、レトルト食品、コンビニ弁当、インスタントラーメンなど、あらゆる食品に含まれ、いまや私たちの食生活において避けて通れないものです。これらは、アミノ酸等、MSG（グルタミン酸ナトリウム）等のグルタミン酸含有調味料、アスパラギン酸塩、イーストフード、カゼイン塩、タンパク加水分解物などと表示されています。

これらの化学調味料を摂りすぎると、神経毒（炎症性物質）を発生させて興奮・頭痛・てんかん等が生じるといわれており、その他にもしびれ、嘔気、頭痛、やけるような感覚、胸痛、動悸、喘息様呼吸困難感、傾眠、虚弱、不整脈、血圧上昇、むくみ、下痢、下血、胃痙攣、筋肉痛、関節痛、抑うつ、気分障害、急におこりっぽくなる、片頭痛、めまい、バランス力の低下、混乱、不安、パニック発作、過活動、行動障害などとの関連も指摘されています。

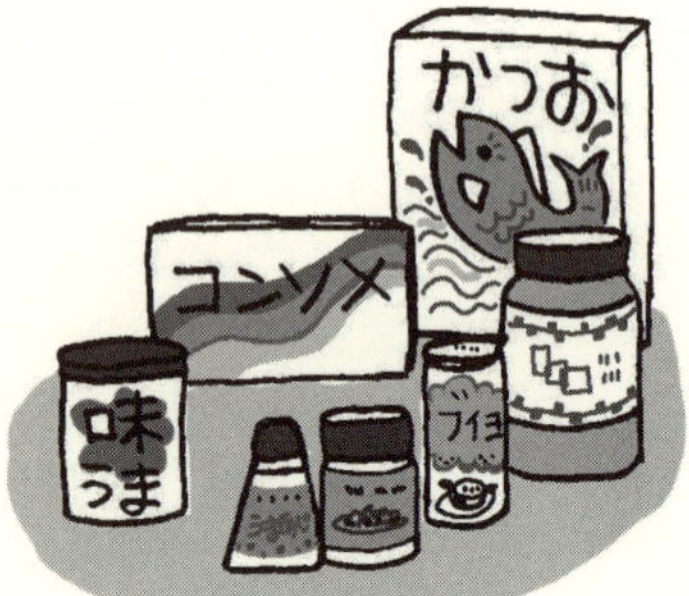

●グルタミン酸とMSG

グルタミン酸はアミノ酸の一種で、多くのタンパク質を含む食材に含まれています。これらの食材に含まれているグルタミン酸は、他のアミノ酸やタンパク質と結合しており、急激に血液中のグルタミン酸濃度が上がることはありません。また、それらと結合しているグルタミン酸の分子は大きいため、炎症などを起こして脳脊髄関門がいろいろなものを通しやすくなっている場合を除き、通常、脳に直接入ることはありません。

しかし、MSG等の化学調味料に含まれるグルタミン酸は、タンパク質や他のアミノ酸と結合していないので素早く血液中に取り込まれるため、グルタミン酸濃度を急激に上昇させます。また、分子量も小さいため、脳脊髄関門を通過して脳へダメージを与えます。

グルタミン酸自体は、体内にある主要な興奮性の神経伝達物質（細胞内のカルシウム濃度を上昇させる）で、体に悪いものではありません。しかし、MSG等が含まれている食品を摂ると血液中のグルタミン酸濃度が急激に上昇し、異常に「おいしい！」と感じやすくなり、それが常態化すると化学調味料を使っていない食事だと物足りなさを感じてしまうのです。

●食品添加物が起こす悪循環

化学調味料を摂取し続けると、体内のバランスに障害をきたします。食物繊維の少ない食品や合

ミクログリアの活性化

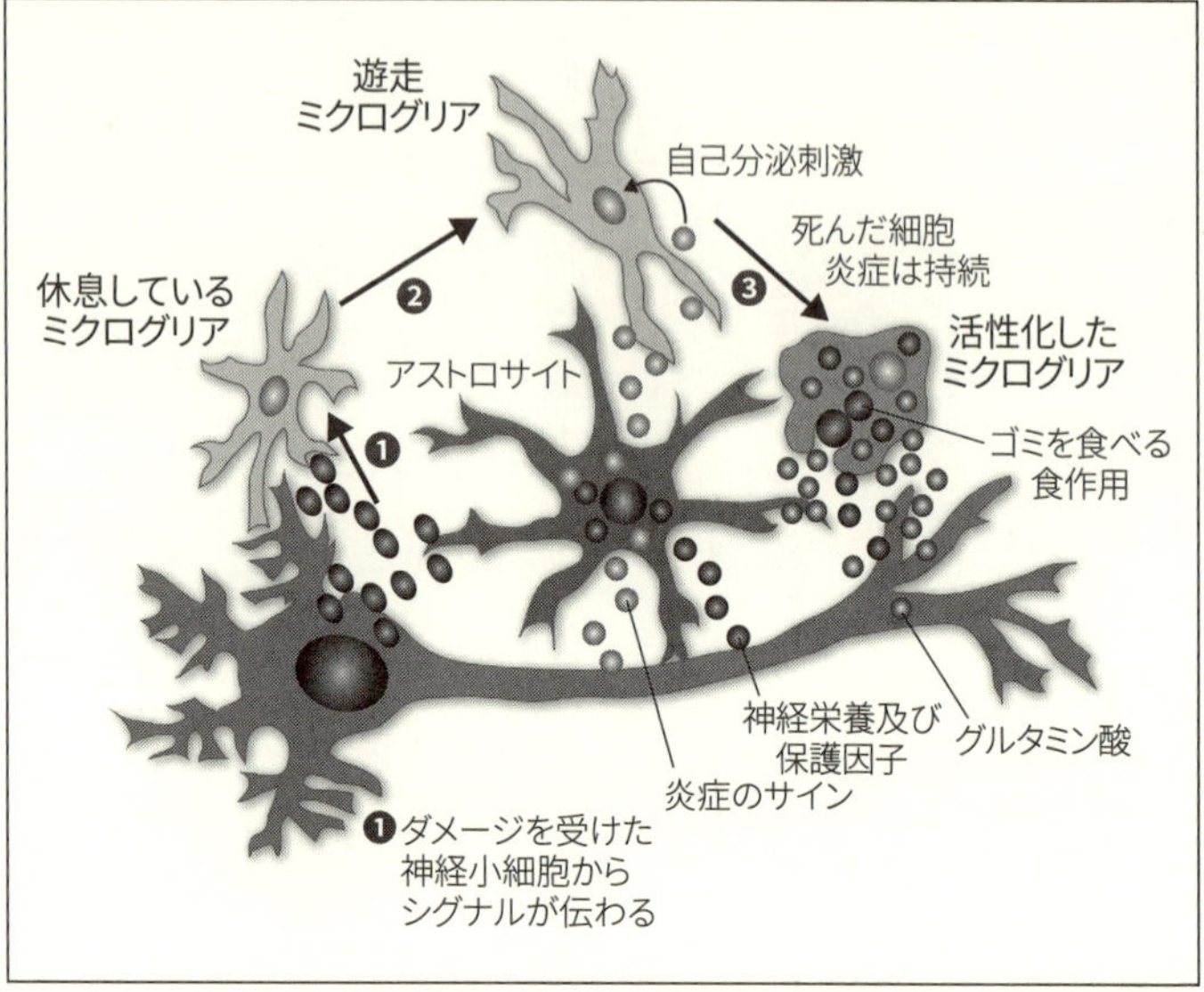

グルタミン酸が脳に入ると、神経伝達物質を生成するための材料となってしまい、神経伝達物質が過剰に生成され、神経を異常に興奮させる。

さらに、ミクログリア（小神経膠細胞）を活性化させ、多くのサイトカインを放出し、神経細胞の炎症やアポトーシス（細胞死）を引き起こし、脳に障害をもたらす。

成甘味料の入ったものばかりを摂ることで、急激な血糖上昇を引き起こし、それによって反応性の低血糖が起こります。

また、ＭＳＧはインスリンの分泌を促して低血糖を起こします。この、過剰なグルタミン酸をシナプスから除去するためにはグルコース、つまりエネルギーが必要なため、ＭＳＧ含有食品を摂ることでさらにＭＳＧが蓄積します。

低血糖はアドレナリン（交感神経過緊張状態）を上昇させ、さらにグルタミン酸を分泌させるという悪循環を起こします。そのことにより、体にとって重要な抗酸化物質で、かつ解毒物質であるグルタチオンを枯渇させてしまうのです。そうなると、障害を受けた神経細胞の修復を困難なものにしてしまいます。

これらの添加物を除去していくと、言語障害、多動症、多くの神経症状の軽快がみられるとの報告もあるので、添加物と異常行動との関連に疑いの余地はないでしょう。

8　着色料、発色剤

色鮮やかに見せるため、本来の色でない色に変えるためにさまざまな添加物があります。きれいな色にするのが「着色料」で、素材そのものの色が劣化しないように鮮やかに見せる効果があるのが「発色剤」です。

これらは絵の具やスプレーだけでなく、食品、医薬品、口紅などの化粧品に使用されます。おもな着色料、発色剤は次ページの表の通りです。

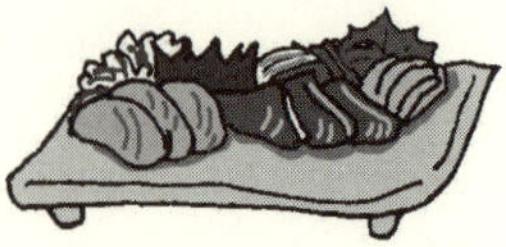

●許可されている着色料でも安全とは限らない

食品に添加する着色料なら口にしても安全だと認識されているでしょうが、米パデュー大学の研究者らは、食品に添加される合成着色料が、ＡＤＨＤなどの行動障害を引き起こすとの報告をして

おもな着色料、発色剤
タール色素（コールタールから生成）
アマランス（赤色2号）、エリスロシン（赤色3号）、アルラレッドAC（赤色40号）、ニューコクシン（赤色102号）、フロキシン（赤色104号）、ローズベンガル（赤色105号）、アシッドレッド（赤色106号）、タートラジン（黄色4号）、サンセットイエローFCF（黄色5号）、ファストグリーンCF（緑色3号）、ブリリアントブルーFCF（青色1号）、インジゴカルミン（青色2号）
その他の色素
カラメル色素、クチナシ色素、アントシアニン色素、アナトー色素、パプリカ色素、紅花色素、紅糀色素、フラボノイド色素、コチニール色素など

います[66]。彼らの研究によると、ＡＤＨＤを発症していない子どもであっても悪影響があることが示されています。また、多くの発がん性や催奇形性、妊娠率の低下、アレルギー疾患やアトピーなどのリスクも示唆されています[67]。

アメリカでは、日本で許可されているうちの５種類（赤色2号、赤色102号、赤色104号、赤色105号、赤色106号）は禁じられています。イギリスでは６種類が自主的に廃止の対象となりました（黄色4号、キノリンイエロー、黄色5号、カルモイシン、ポンソーレッド、赤色40号）。

許可されているから大丈夫とはいえません。なかには発がん性が認められているものもあります。また、紅麹等は科学的に抽出したものも多く、どんな作用をするかわかっていません。なるべく色素や着色料を使っていない自然の色のものを摂りましょう。

●発色剤と発がんの可能性

発色剤として知られているのが、亜硝酸ナトリウムなどです。この物質は匂いを減らすこともできますが、肉や魚のアミンという物質とくっつくとニトロソアミンといわれる発がん物質を生成してしまいます。

発色剤は加工したウィンナーやソーセージに多く使われています。発色剤以外にも多くの添加物が含まれ、また加熱した肉や魚が入っていることから、腸内で未消化物となりやすいのです。それによって発生するアミンを使い、さらに発がん物質であるニトロソアミンを発生させるのです。

ウィンナーやソーセージには保存料（ソルビン酸など）なども多く使われていて、これらが二重三重に未消化物をつくり、また有害物質の数が増えれば増えるほど発がんのリスクが指摘されています。たいへん危険な食べものだといっても決して言い過ぎではないと思います。

9　リン酸塩

リンは体にとって必要なミネラルの一つであり、骨を構成し、エネルギーを蓄えるのに重要なミネラルです。腎臓から排泄され、ほとんどが尿細管で再吸収されるので、腎機能が低下しているとすぐ体に蓄積されてしまいます。過剰の量のリンが体に蓄積していると、心血管系の異常や総死亡率が上昇するという報告があり、過剰摂取に気をつけたい物質です。

最近では、腎機能が正常でもリンが蓄積する傾向にあります。それには私たちの食生活の変化が大きく関係しています。通常、日本人は主に穀物や魚や肉、大豆や野菜から摂取していました。リンはそれらの食品に有機リンの形で存在しており、含有量の4～6割が体内に吸収されます。ところが食生活の変化により、肉類やリンを多く含む乳製品の摂取量が増えるにつれ、リン蓄積によるリスクが高くなる懸念がされています。

それに加え最近では、多くの化学物質に無機リン（リン酸塩）として含まれていることから、リンの摂取が過剰になり、蓄積傾向となっているのです。

リン酸塩は含有量の9割が吸収され、排泄しにくい性質であるともいわれています。特に注意したいのは食品添加物に含まれるリン酸塩で、ハムやソーセージの結着剤やプロセスチーズの乳化剤、pH調整剤などに含まれ、加工食品の食感や見た目、味を向上させるために使われています。

具体的には、香料や発色剤、保存料、乳化剤などにピロリン酸、メタリン酸、ポリリン酸などとして表示されています。

添加物のなかには成分名を一括表示できるものもあるので、リン酸塩が使われているかどうかはわかりません。また、食品加工の段階で肉同士のつなぎとして混ぜ込まれていたり、変色防止のために加えられていることもあります。最終的にその物質が検出されなければ表示を免除されていることもあるのです。

一括表示可能な食品添加物	イーストフード、ガムベース、かんすい、酵素、光沢剤、香料、酸味料、調味料、豆腐用凝固剤、苦味料、乳化剤、pH 調整剤、膨脹剤、軟化剤

10 トランス脂肪酸

脂質は、私たちの体に必須の栄養素です。脂質が不足すると、うつ病、血管や皮膚の脆弱、骨粗鬆症、免疫力低下、ホルモンバランスの異常、慢性疲労、糖尿病などを発症する危険もあります。

●マーガリン、ショートニングを食べてはいけない

お菓子やパンをつくるときに使われるショートニング、パンに塗るマーガリンはトランス脂肪酸です。トランス脂肪酸は脂質の構成成分である脂肪酸の一種で、植物油などからマーガリンやショートニングを製造する際や植物油を高温にして脱臭する工程で生じます。レンジでつくるポップコーンやファストフードのポテトにも含まれ、高温で揚げものをつくると生成されます。

トランス脂肪酸は、自然界には存在しない不自然な脂肪です。多くの欧米諸国では使用が禁止

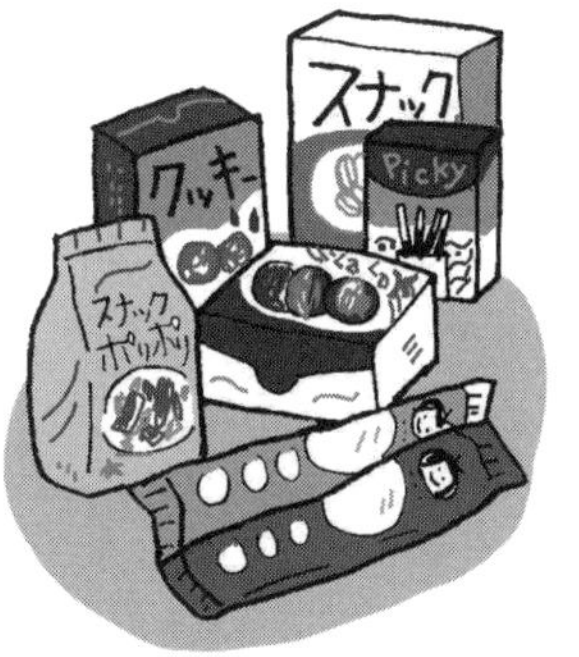

されていますが、日本ではほとんど規制がありません。

脂質を摂ると、脂肪酸とグリセリンに分別され、β酸化される以外は分解されず、脂肪酸は体の中の材料としてそのまま使われます。脂肪酸の構造にはトランス型とシス型がありますが、自然界ではシス型がほとんどです。トランス脂肪酸はきわめて不自然なもので、食べものとはいえません。

脂質は多くの臓器や細胞の原材料となります。細胞膜の構成成分である脂肪酸は、口から摂取したそのままの形の脂肪酸が使われます。それにより不自然な脂肪酸が取り込まれた細胞に対して抗体が攻撃、免疫細胞が反応し、活性酸素の発生、炎症を引き起こします。また、脳の神経伝達は神経細胞の膜で行われるので、この伝達に使われる物質がうまく隣の細胞に伝わらず、細胞同士の連絡がスムーズにできなくなり、あらゆる疾患にかかりやすくなります。リポタンパクや中性脂肪を増加させ、活性酸素の働きが活性化することもあいまって、動脈硬化などを引き起こし、心疾患にもかかわってきます。

細胞膜の構造とトランス脂肪酸

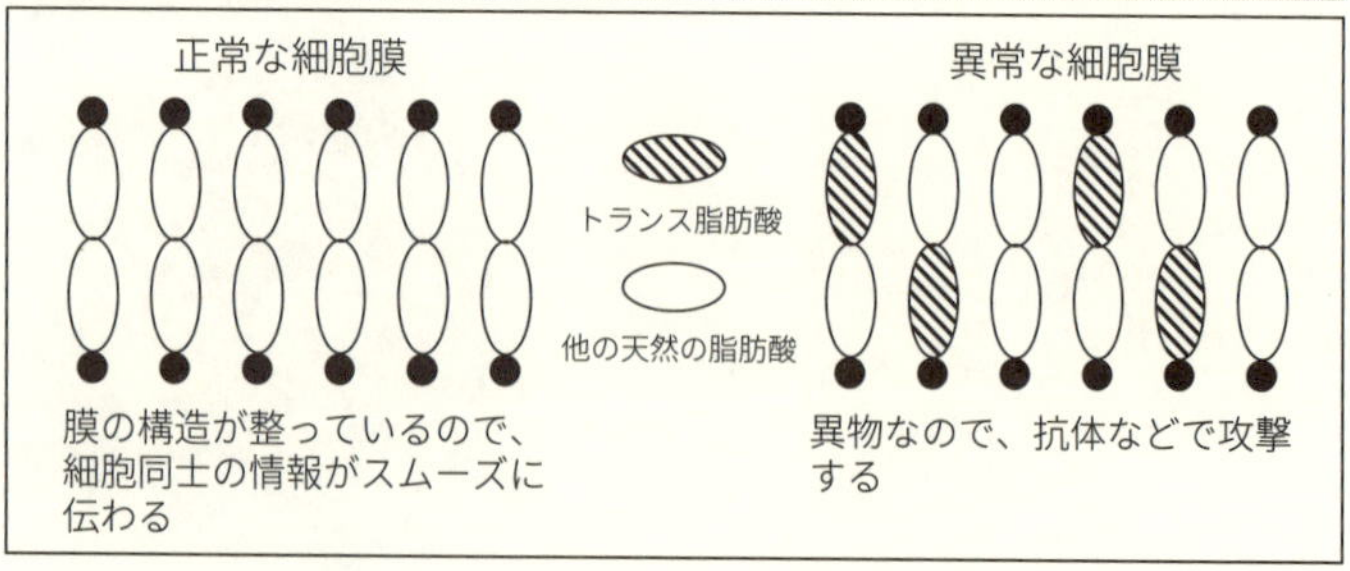
正常な細胞膜
異常な細胞膜
トランス脂肪酸
他の天然の脂肪酸
膜の構造が整っているので、細胞同士の情報がスムーズに伝わる
異物なので、抗体などで攻撃する

11　有害金属

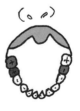

金属には、大きく重金属と軽金属があります。重金属には、水銀、鉛、ヒ素、カドミウム、ニッケル、アンチモンなどがあり、軽金属の代表的なものにはアルミニウムがあります。重金属のなかには、そのまま金属のものもあれば、メタロイドという半金属（両方の性質をもっている）という形で存在するものもあります。

金属は人の体に入ると悪い影響を及ぼすことがあります。それらの金属のことを、ここでは有害金属とよびます。

物質が血中から半分なくなる期間を半減期といいますが、体内に入った金属が排泄されるまでには時間がかかります（次ページの表を参照）。

それぞれの金属によって、蓄積しやすい臓器や体内にとどまる時間に違いがあります。

例えば腎臓に蓄積しやすいのは、カドミウム、水銀であり、血液に蓄積しやすいのは鉛です。有害金属は、体内に蓄積しやすい臓器にトラブルを起こします。トラブルを起こせば、排泄がさらに滞り、有害金属が蓄積されていきます。

①水銀

水銀は、形をさまざまに変えて存在しています。

歯科用のアマルガムの中には水銀が含まれています。口の中にアマルガムの詰め物をした状態で食べものを噛んだり、歯磨きをしたりすると気体状で放出され、息を吸うことで吸い込まれます。

ワクチンの保存料として使われるチメロサールという防腐剤があります。チメロサールはメチル水銀やエチル水銀といわれる水銀塩を含んでいます。

水銀は、プラスチックや印刷用インク、有機水銀系の農薬、電球などにも含まれます。

有害金属の半減期

有害金属	蓄積しやすい臓器	血液中での半減期
ヒ素（無機）	全身	10 時間、30 時間、300 時間（3 相性）
ヒ素（有機）	全身	1 時間
カドミウム	腎臓	1 か月、10 〜 20 年（2 相性）
鉛	血液	30 日
水銀（無機）	腎臓	3 日、20 日（2 相性）
メチル水銀	脳	52 日

魚に関しては、大型の魚、長生きの魚、海底をはう甲殻類や魚に多くの有害物質が含まれています。水銀だけではなく、ダイオキシンなども大型の魚ほどたまっています※。

ただし、魚を食べるのとワクチンを打つのでは意味が違います。口から入れる場合は、多くのバリアを通って血液や細胞に届きます。一方、ワクチンは、直接有害金属を体内に注入するのです。体への影響は直接入れるもののほうが大きく、問題となります（ワクチンについては、後ほど詳述します）。

このように、水銀はさまざまな状態で動物の体内に入っているのです。

●水銀の体への影響

水銀のうち、有機水銀として生物と反応して存在するメチル水銀、エチル水銀、ジメチル水銀、水銀シュウ酸などは脳への影響が大きいといわれています。ミトコンドリア

※生物濃縮

生物が外界から取り込んだ物質を体内に高濃度で蓄積する現象を「生物濃縮」という。食物連鎖の段階を上がるごとに（植物プランクトン→動物プランクトン→小さい魚→大きな魚）、どんどん濃縮されていき、自然状態の数千倍から数万倍、数百万倍にまで濃縮されることがある。この物質が有害な場合に公害病などの原因となる。

水俣病の原因となった水銀をはじめ、農薬（DDTやBHC）、PCB、ダイオキシンなども濃縮される。自然界に漏れてしまうと、どんなに薄めても危険は避けられない。

の呼吸鎖を阻害するなど、エネルギー産生にかかわるミトコンドリアとの親和性も高いとされます。

無機水銀では、水銀、塩化水銀、2価水銀などで肺、脳、腎臓へ影響が出やすく、脳や腎臓に特に蓄積しやすくなります。

他の重金属やアルミニウムと同様、水銀は、炎症を引き起こすサイトカインを誘導し、炎症を引き起こしやすくします。また脳へのダメージは、グルタミン酸を増やし、NMDA受容体を過剰に刺激し、グルタミン酸のシナプスへの放出を促します。グルタミン酸には前述したとおり神経毒性があり、神経細胞を障害していきます。

症状として、筋肉の振戦や麻痺、痙攣、口内炎、歯周病、多動症や自閉症、疲労、記憶障害、頭がすっきりしないなどがあげられます。

●歯科領域での毒

口腔内の治療では、多くの有害物質を扱います。

口腔内は粘膜で覆われていて、体内に入りやすく、血液内にも取り込まれやすくなります。また、口腔から気道へ直接吸入するため、肺の中にも入りやすい環境にあります。さらに、口腔は場所が脳にとても近いことから、脳神経系への影響を受けやすいという問題もあります。

また、健康な皮膚や粘膜に有害物質が接触する場合と、炎症をもった皮膚や粘膜、直接皮下や

歯科での毒の可能性

- 歯科金属（アマルガム、ニッケル合金）
- ガルバニー電流（異なる金属を口腔内に入れることで発生する微弱な電流）
- インプラント、義歯、ブリッジ
- レジン・接着剤（合成樹脂、ホルムアルデヒドなど）
- コーティング、歯磨き粉（フッ素）
- 麻酔薬（亜酸化窒素など）

筋肉内に注射する場合とは全く意味が違ってきます。口腔内の炎症があった場合、歯科金属が直接粘膜下に届きます。ですから、歯肉炎や扁桃炎があるときには、う歯の治療である根幹治療で歯肉の奥にまで届く有害物質は、体内への影響も大きいのです。

有害物質の影響は、口腔内の状態によっても違ってきます。口腔内ではpHが重要になります。口腔内環境や食生活が酸性に傾かないようにしましょう。これは唾液が少なくなることも関連しています。口腔内の乾燥は、これらの毒を容易に吸収させ、障害を受けやすくするからです。

②鉛

鉛を含むものには、自動車の蓄電池やPVC（プラスチック）、クリスタルガラスや陶磁器、魚釣り用の錘、古い水道管などがあります。鉛含有のガソリンは、つい最近まで使われていました。また、飛行機の燃料として使われるため排ガスからも検出されます。

有機鉛としてテトラエチル鉛、テトラメチル鉛、無機鉛としては酸化鉛、硫化鉛などがあります。

鉛は、骨、歯、脳へ蓄積しやすく、長期間、排泄しにくいといわれています（半減期は骨にたまっている場合、25年から30年）。血液での半減期は30日なのですが、組織に蓄積するとかなり長くなります。

鉛が過剰になると、ADHDなど発達障害を起こしやすくなるといわれており、水銀よりも関係が深いとされます。赤血球減少や便秘、下痢、腹痛、自己免疫疾患の誘因になる可能性もあります。また、ホルモンバランスを崩し、甲状腺機能異常を認めることもあります。血圧への影響も報告されています[68]。

同じ金属でも、形が違えば代謝の経路も違ってきます。それぞれ障害を起こしやすい臓器が違ってくるのです[40]。金属によっても障害を起こしやすい場所があります。

③ヒ素
ヒ素は、土や水に多く含まれていることから、穀物や魚介類から検出されることがあります。そ

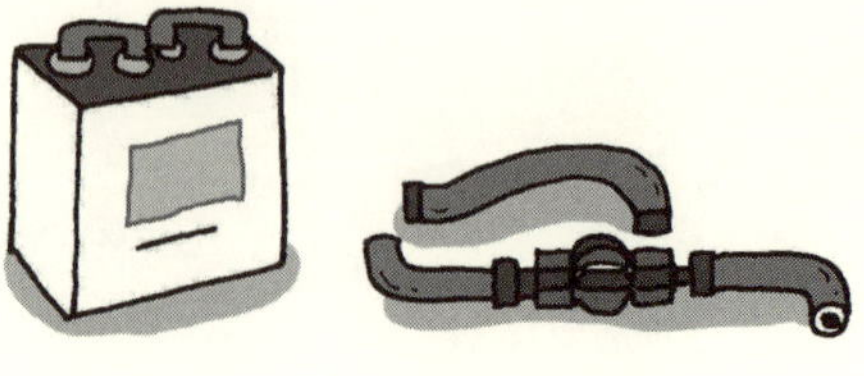

のほか、殺虫剤として農業に使用されたり、ガラス、顔料、電子機器、合金にも使われています。また、そのほかに、工場、タバコ、水（井戸水）などからも検出されています。ヒ素はイオン化物、有機物、無機物、ガスとして存在します。無機質なタイプのものは重篤な急性中毒や慢性中毒症状を起こします。

有機物は比較的毒性が低く（ただし蓄積すれば有害です）、多くの食品に含まれています。例えば、米、魚、鶏肉、ビールやワイン、リンゴやリンゴジュース、アブラナ科の野菜（カリフラワー、キャベツ、大根、白菜、ブロッコリーなど）、海産物や海藻類などに含まれます。

無機物の毒性は、これら藻類に含まれる有機物であるアルセノ糖の毒性より600倍以上強いといわれています[69–70]。

ヒ素は、リポ酸を補酵素としている酵素を阻害し、脳、神経、肝臓への影響を起こしやすいとされます。急性症状として脱力感や眠気、頭痛や筋肉痛、末梢神経障害、ひどくなると、痙攣やてんかん、意識混濁や多臓器不全を引き起こします。

水道水や工場排水などから慢性的に数年から数十年、体内に入り続けると、慢性症状を引き起こし、爪の変化や、肝障害、皮膚がん、肺がん、腎臓がん、膀胱がんなどが認められることがあります。

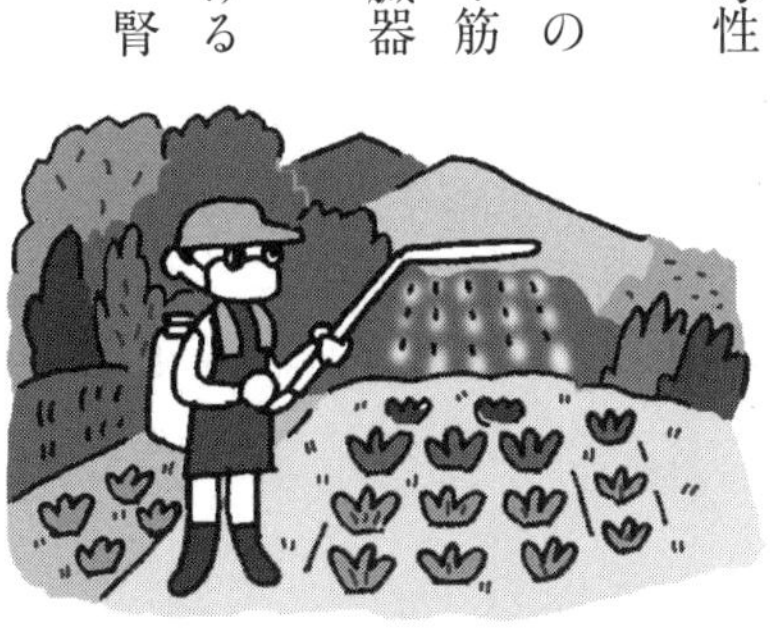

④カドミウム

カドミウムは、鉱物中や土壌中など、天然に広く存在する重金属です。お米などの作物に含まれるカドミウムは、作物を栽培している間に、水田などの土壌に含まれているカドミウムが吸収され蓄積されたものです。私たち日本人は米を食べるので、土に含まれるカドミウムを知らない間に摂取しています。

また、注意しなくてはならないのは、喫煙者です。タバコの煙の中にはカドミウムが多く含まれていますので、喫煙する人は喫煙しない人に比べてカドミウムを多く摂取することになります。

カドミウムは自動車の排ガスの中にも含まれます。その他、電池や電子機器、プラスチック、ガラスや陶磁器、画材、金属のコーティングとして使われています。

カドミウムは、次ページの図のように活性酸素を誘導します。解毒に大切なグルタチオンをつくる酵素や、リサイクルするための酵素、活性酸素を消去してくれる酵素（ＳＯＤやカタラーゼ）を阻害し、フェントン反応を引き起こす鉄や銅を誘導します。全

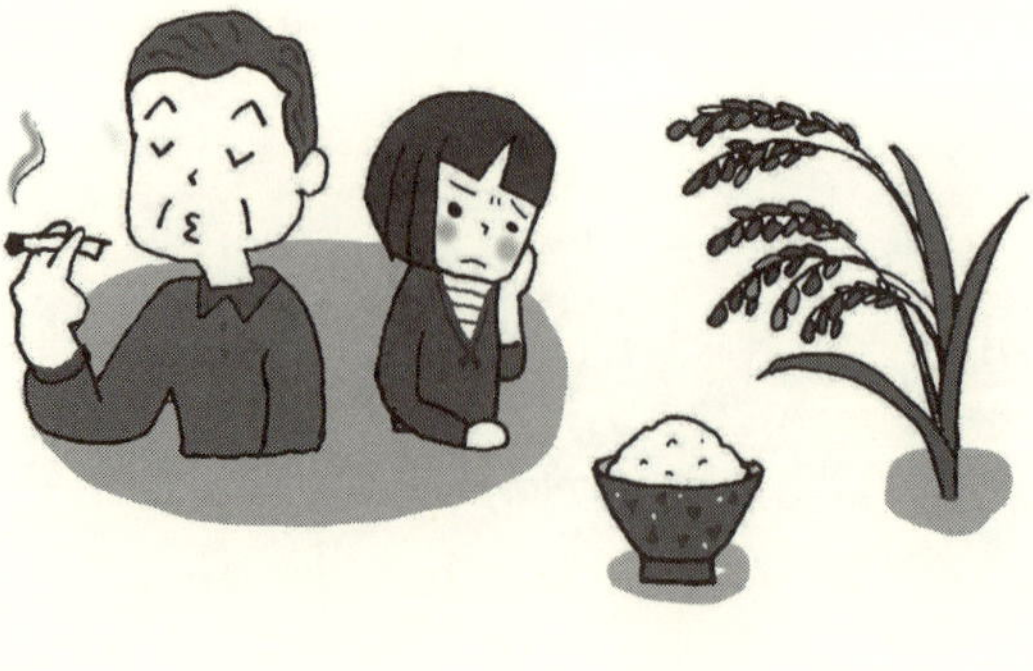

身に行きやすいのですが、特に腎臓に障害を起こしやすく、次に肝臓です。

そのため、腎不全を起こす可能性があり、骨にも影響を及ぼすため、骨折や自己免疫疾患を引き起こす可能性が指摘されています。

さらに、女性ホルモン様の作用があり、偽ホルモンとしても刺激してしまいます。[71–72] また、甲状腺機能の異常（鉛、水銀とともに甲状腺ホルモンの活性化酵素阻害作用）も引き起こすとされ、乳がん、子宮筋腫、習慣性流産との関連や糖尿病、肥満などとも関連が報告されています。[73]

カドミウムによる活性酸素の誘導

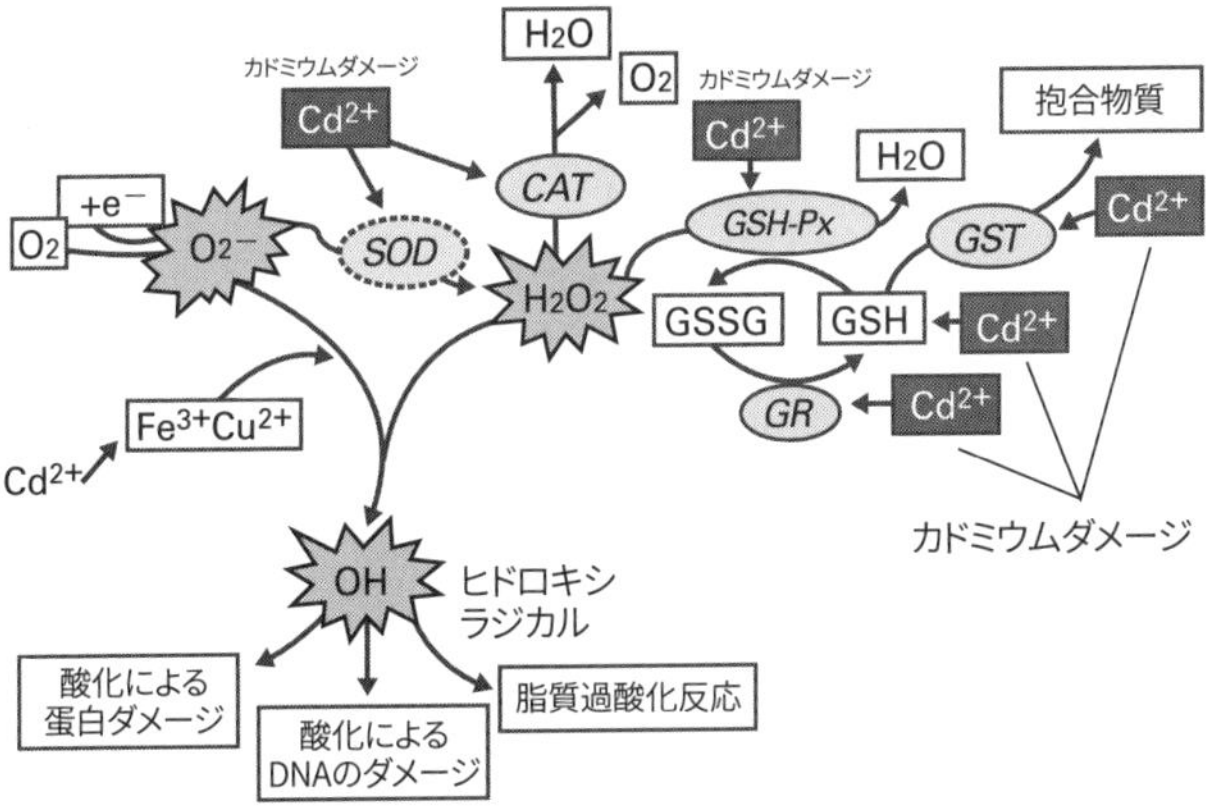

GSH：還元型グルタチオン
GSSG：酸化型グルタチオン
GST：グルタチオンS-トランスフェラーゼ
GSH-Px：酵素グルタチオンペルオキシダーゼ
GR：還元酵素
H_2O_2：過酸化水素
SOD：スーパーオキシドディスムターゼ（活性酸素分解酵素）
O_2^-：スーパーオキシド（活性酸素）

⑤アルミニウム

アルミニウムは、自然界の土壌、水、空気中のちりなどに広範に存在します。「ボーキサイト」といわれる赤茶色の鉱石に多く含まれ、それらから精製されてつくられます。土壌などから吸収されたアルミニウムが野菜、穀類、魚介類などに微量に含まれるほか、膨脹剤、色止め剤、品質安定剤などの食品添加物にアルミニウムが含まれています。

以前は血液透析をするときの透析液にアルミニウムが含まれていたため、アルミ脳症を引き起こすことが知られていました。現在では透析液には使われていませんが、鍋やアルミホイル、缶ジュースなどの台所用品から缶詰、化粧品（化粧下地、日焼け止め、ファンデーション、制汗剤）、粉ミルクやコーヒーなどの乾燥粉末食品に加え、ベーキングパウダーやミョウバン（硫酸アルミニウム）という形で使われています。

硫酸アルミニウムは下水処理場で微生物や有機物除去のために使用されており、これは水道水にも含まれます。

また、ほとんどのワクチンが水酸化アルミニウムを含んでいて、免疫応答を高めるためのアジュバント（補助剤）として使

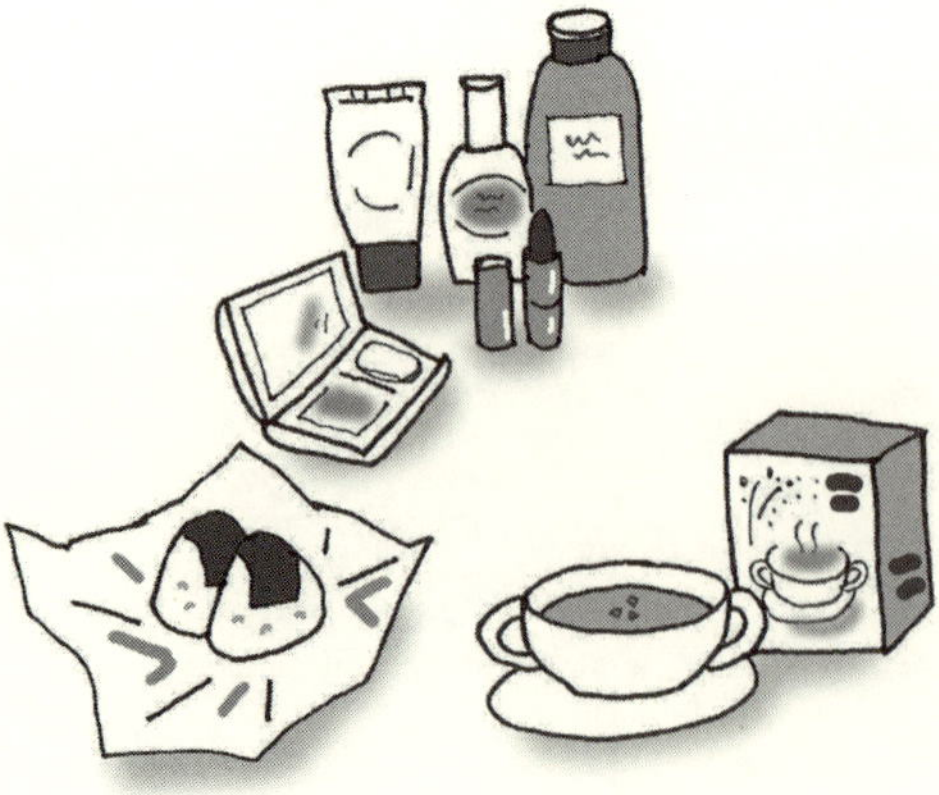

用されています。胃薬の中にもアルミニウムを含むものがあるので要注意です。

アルミニウムは、活性酸素を増やし、ミトコンドリアＤＮＡの変異を起こし、皮膚、吸入、注射、経口と、さまざまなルートからの摂取による障害が報告されています。また、女性ホルモン様の作用もし、内分泌もかく乱するのです。免疫異常も引き起こします。

アルミニウムは、特に脳に有害で、骨にも蓄積しやすいため、パーキンソン病、認知症、関節リウマチやループスのような自己免疫疾患、神経障害、ＡＤＤ／ＡＤＨＤ、湿疹、糖尿病、喘息、自閉症、ＡＬＳ、１型糖尿病、不安障害やパニック発作、アレルギー、慢性疲労など多くの疾患との関連も指摘されています。

さらに、カルシウムおよびリン酸の吸収を阻害するため、骨粗鬆症との関連、また皮膚がんや乳がんとの関連も指摘されています。記憶喪失やアルツハイマーの原因の一つともいわれていました[74–75]。

12　カビ（マイコトキシン）

食べものにカビが生えることがあります。特にパンや果物、ナッツ類はカビが生えやすいとされています。

カビは糸状菌ともよばれ、真菌類に分類されます。真菌類には、酵母（イースト）、糸状菌（カビ）、キノコ類があり、数百万種類が存在しています。カビの胞子が食品などに付着し、水分、温度、湿度などの環境条件が整うと、カビが発生します。

カビは私たちの暮らしのなかで、有効活用されているものにも存在します。麹からつくられる味噌、醤油、酒など

特にカビが発生しやすいもの

- 小麦
- 大麦
- 砂糖
- ピーナッツ
- アルコール
- ソルガム
- コットンシード
- チーズ
- トウモロコシコーヒー
- 抗生物質

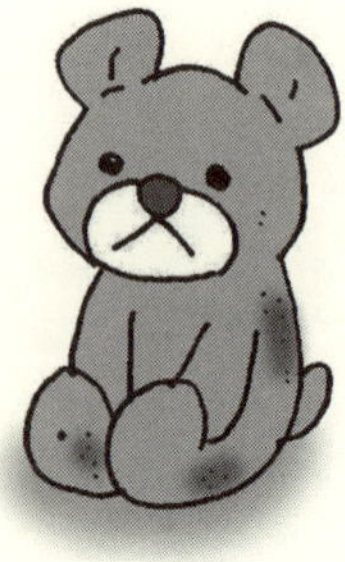

の発酵食品・調味料や、カビの代謝によって作られる抗生物質、また土壌の中で有機物を分解して栄養分へ変えていくことで環境浄化や物質循環などにも利用されています。

一方、生えたカビは多くの物質を産生し、そのなかには有害な物質も多く含まれます。カビが産生する化学物質のうち、ヒトや動物に対し有害な作用を及ぼすものをマイコトキシン（カビ毒）といいます。

●マイコトキシンと原因不明の慢性疾患との関連

マイコトキシンは、DNAやRNAと結合して細胞分裂を阻害し、ミトコンドリアの機能障害、タンパク合成阻害、活性酸素の発生、細胞膜の障害、細胞膜透過性の亢進、免疫系への刺激や抑制、炎症を引き起こします。[66]

近年、増加している原因がよくわかっていない多くの慢性疾患の症状とマイコトキシンの関連が指摘されています。慢性疲労症候群や線維筋痛症についての報告があり、

カビの種類と毒のタイプ

カビの種類	毒のタイプ
アスペルギルス ペニシリオイデス	アフラトキシン、オクラトキシン
アスペルギルス ヴァーシカラー	カエトキシン
カエトミニウム グロボシアン	デオキシニバリノール、T2 トキシン
スタチボトリス カルタルム	T2 トキシン、スタラトキシンH
ワレミア セビ	ワレミノール

マイコトキシンによる健康被害

肝障害、肝がん	アフラトキシン
免疫異常	アフラトキシン、トリコテセン、オクラトキシン
腎障害	アフラトキシンB、トリコテセン、フモニシン
呼吸器障害	アフラトキシン
副鼻腔炎	アフラトキシン
皮膚障害	トリコテセン
食道がん	フモニシン
早熟性乳房発育症・恥毛などの第2次性徴	ゼアラレノン
血管攣縮	エルゴタミン
造血	アフラトキシン、トリコテセン
催奇形性	アフラトキシンB、オクラトキシンA、ルブラトキシンB、T-2トキシン、ゼアラレノン
神経毒	DON、フモニシン、ペニトレムA
脳軟化、運動失調、顔面神経麻痺、頭部圧迫感、小脳性めまい	フモニシン
てんかん、運動失調、麻痺	エルゴタミン
嘔吐、味覚異常	DON
ふらつき	ペニトレムA
振戦、不随意運動、複視、嘔気、嘔吐	トレモルゲン
発がん	アフラトキシン、ステリグマトシスチン、オクラトキシンA、フモニシン、パツリン

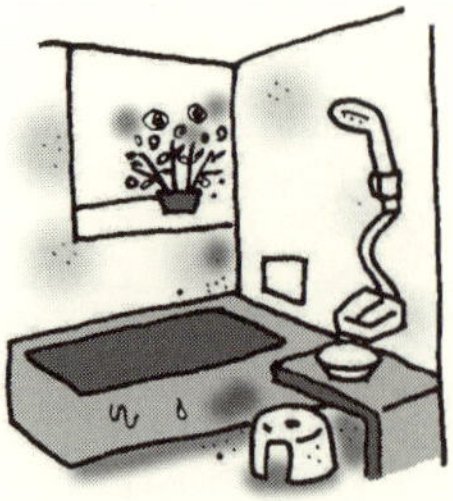

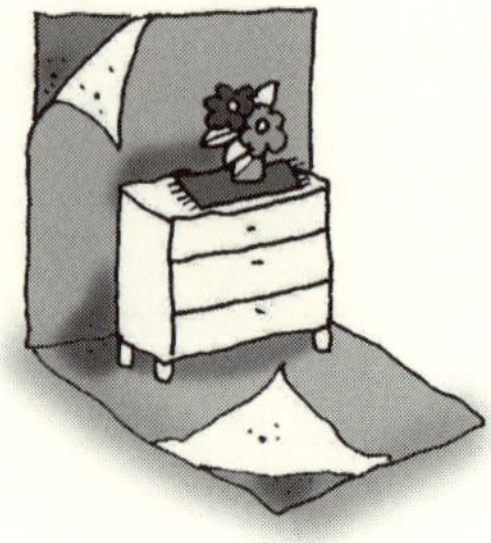

また、多発性硬化症、パーキンソン病、ＡＬＳ、認知症、自己免疫疾患、がんなどとの関連も示唆されています。

マイコトキシンが原因で現れる症状と、これらの慢性疾患との間には共通点があります。両者ともに、カビにさらされると症状が悪化する（カビだけでなく、酵母やキノコ類でも悪化することがあります）といわれており、疲労感や神経症状（しびれやめまい）、内分泌の異常、免疫系の障害、活性酸素の発生、ミトコンドリアの障害などが共通しています。じつはこれらの症状は化学物質過敏症の症状とも似ています。

食べものに付着したマイコトキシンは、１００度以上に加熱しても消えません。せっかく農薬を避けようと、無農薬やオーガニックの食材を購入しても、防腐剤等を使っていないのでカビを生やしてしまうことがあります。カビによるダメージを受けないためには、食材は早めに使い切り、保管方法に気をつけましょう。

また、多くの有毒なカビが住環境に存在しています。特に湿気の多い日本では、住環境に存在するカビに注意する必要があります。古い家屋は風通しがいいようにつくられていましたが、現在の住宅は気密性にすぐれ、その分カビなどが増えやすい環境にあります。特にスタチボトリス属の黒カビでは、呼吸器症状（咳、労作時呼吸困難、胸部絞扼感、喘息様症状など）がみられることがあります。

●マイコトキシン以外の毒による影響

カビがいる環境ということは、日当たりが悪く、風通しが悪いということです。つまり、湿気が多く、マイコトキシンだけでなく、さまざまな微生物が発生しやすいともいえます。そのため、マイコトキシン以外の毒による影響も否定できません。

クロストリジウム属菌が生成に関与するＨＰＨＰＡ（ヒドロキシフェニル、ヒドロキシプロピオン酸）やクロストリジウム・ディフィシルが発生させるクレソールが神経伝達物質ドパミンをノルアドレナリンへ変換する酵素の働きを阻害します。これによりノルアドレナリンの生成が減少、ドパミンが過剰となることで自傷行為、突然キレる、落ち着きがなくなるなどの症状が起こります。ＨＰＨＰＡは筋肉にダメージを与え、発達障害児にみられる会話の少なさに影響するといわれています。クレソールは、動物実験で成長抑制がみられ、急性毒として活動抑制、よだれ、振戦、てんかんなどの症状を引き起こすといいます。また、クロストリジウム・ディフィシルが悪玉菌とされてきたのは、腸の微絨毛を攻撃し、繊毛やタイトジャンクションにダメージを与えることが由来しています。

このように有害物質を直接体内に入れなくても、体内で作られた有害物質によってダメージを受けることがあるのです。

13　大気汚染

阪神淡路大震災後、腎臓内科医として関西の病院に務めていたころ、それまでなじみのなかった「ANCA関連腎炎」を耳にするようになりました。肺腎症候群ともいわれ、腎臓と肺に強く炎症が起こる病気です。震災時の火災で多くの密集した建物が崩壊してたくさんの有害物質が空気中に舞い、それを多くの人が吸入したことが大きな原因だったと思われます。肺腎症候群だけでなく、喘息、アトピーなど、原因不明の体調不良などが増えました。[76]

アスベストによる健康被害は有名ですが、これは天井や壁などに使われていた素材を吸い込むことが原因といわれています。また工場地帯の大気汚染での被害として四日市喘息も知られています。

大気汚染による影響で最も重大なのは、肺がんや心血管疾患です。その他片頭痛や喘息、慢性閉塞性肺疾患（COPD）などの呼吸器疾患が起こりやすいとされています。

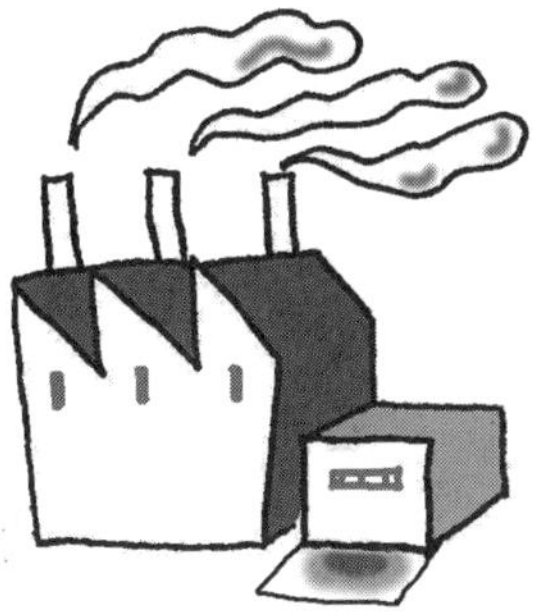

① PM2.5

PM(粒子状物質)2.5とは、マイクロメートル単位の粒子のこと。大気中に浮遊しているものは浮遊粒子状物質(SPM)とよばれており、粒径10ミクロン以下のものと定義され、特に粒径の小さい2.5ミクロン以下のものは微小粒子状物質「PM2.5」)とよばれる。光化学スモッグや警報に十分注意する必要がある。

②ダイオキシン類

ダイオキシン類は、空気中、海底、土壌などあらゆるところに存在する。

狭い意味でのダイオキシンがポリ塩素化ダイオキシン(PCDD)であり、2, 3, 7, 8の位置に塩素がついた最も毒性が強いポリ塩素化ジベンゾフラン(PCDF)と、ポリ塩素化ビフェニル(コプラナーPCB)の3つを総称してダイオキシン類という。

ダイオキシン類はPCBを除き、意図して製造される化学物質ではなく、他の化学物質の製造や燃焼などに伴って生成される。ゴミ焼却炉の焼却灰からダイオキシン類が検出され、問題となっている。

ホルモンや一部のウイルスのように、生物の細胞の中でレセプターと結合して、酵素や遺伝子を狂わせ、そのためごく微量でも強い毒性を示す。

③光化学スモッグ(光化学オキシダント)

工場からの煤煙や自動車の排気ガスなどに含まれている窒素酸化物と炭化水素が、太陽光線の中の紫外線の働きでオゾンとPAN(ペルオキシアシルナイトレート)とよばれる酸化力の強いものに変化し(オゾンとPANを総称してオキシダントという)、人の場合は目、鼻、喉・気管などが冒される。春先から夏にかけて、風が弱くて気温が高く晴れた日に発生しやすい。

④乗り物からの排気ガス

車や飛行機、船などから排出されるものには、一酸化炭素、二酸化炭素、窒素酸化物、硫黄酸化物、炭化水素、PMなどがある。

- **一酸化炭素（CO）**　ガソリンが酸化されるときに不完全燃焼を起こして発生。酸素よりも人の赤血球の成分であるヘモグロビンにくっつき、末梢に酸素を与えるという機能を奪い、体に酸素が行きわたらなくなる。脳は全身の20%の酸素を使うため低酸素には非常に弱い。脳に多く存在するミトコンドリアは、低酸素でダメージを受ける（図参照）。

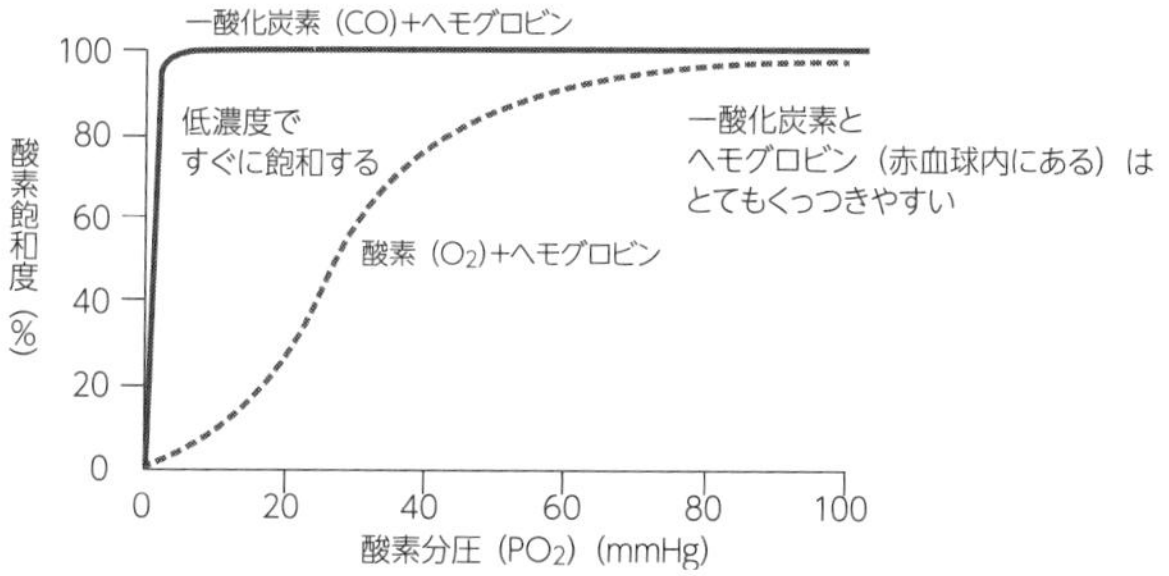

- **二酸化炭素（CO_2）**　有機化合物の燃焼や生物の代謝によって発生し、地球温暖化の原因物質であると考えられている。
- **窒素酸化物（NOx）**　高温・高圧状態になる燃焼室では窒素が酸化しやすくなり、発生する。排出ガス全体のうち、自動車の排出ガスによる発生量が3割を占める。
- **硫黄酸化物（SOx）**　十分精製されていない石油や低品質の石炭などは硫黄を含んでいて、これらの燃焼によって発生し、大気汚染や酸性雨の原因の一つとされている。
- **炭化水素（HC）**　光化学スモッグの一因としてもあげられるMTBE、ETBEなどがある。ガソリンの揮発や不完全燃焼による混合気体が紫外線によって変化する。

14　土壌汚染

除草剤などの農薬、工場からの排液やガソリンスタンドやクリーニング店などで使用された薬剤、製品等に含まれる有害物質が土の中に漏れていたり、風で飛ばされたり、埋められたりすることで、土壌は汚れます。また、自然由来の有害金属などもあります。

築地市場の移転先である豊洲市場で、基準値の4万3000倍のベンゼンが検出されたことが話題になりました。この土地は、1988年にガス工場が閉鎖されていました。もう30年も前のことです。それでも基準値を超えるベンゼンが検出されるのです。ほかにも、シアン化合物、ヒ素、鉛、水銀、六価クロム、カドミウムも検出されています。

物質が半分消えていく期間である半減期は、PCBでは10年から15年といわれています。土壌汚染は1年、2年で解決できる問題ではないのです。

土壌汚染とは

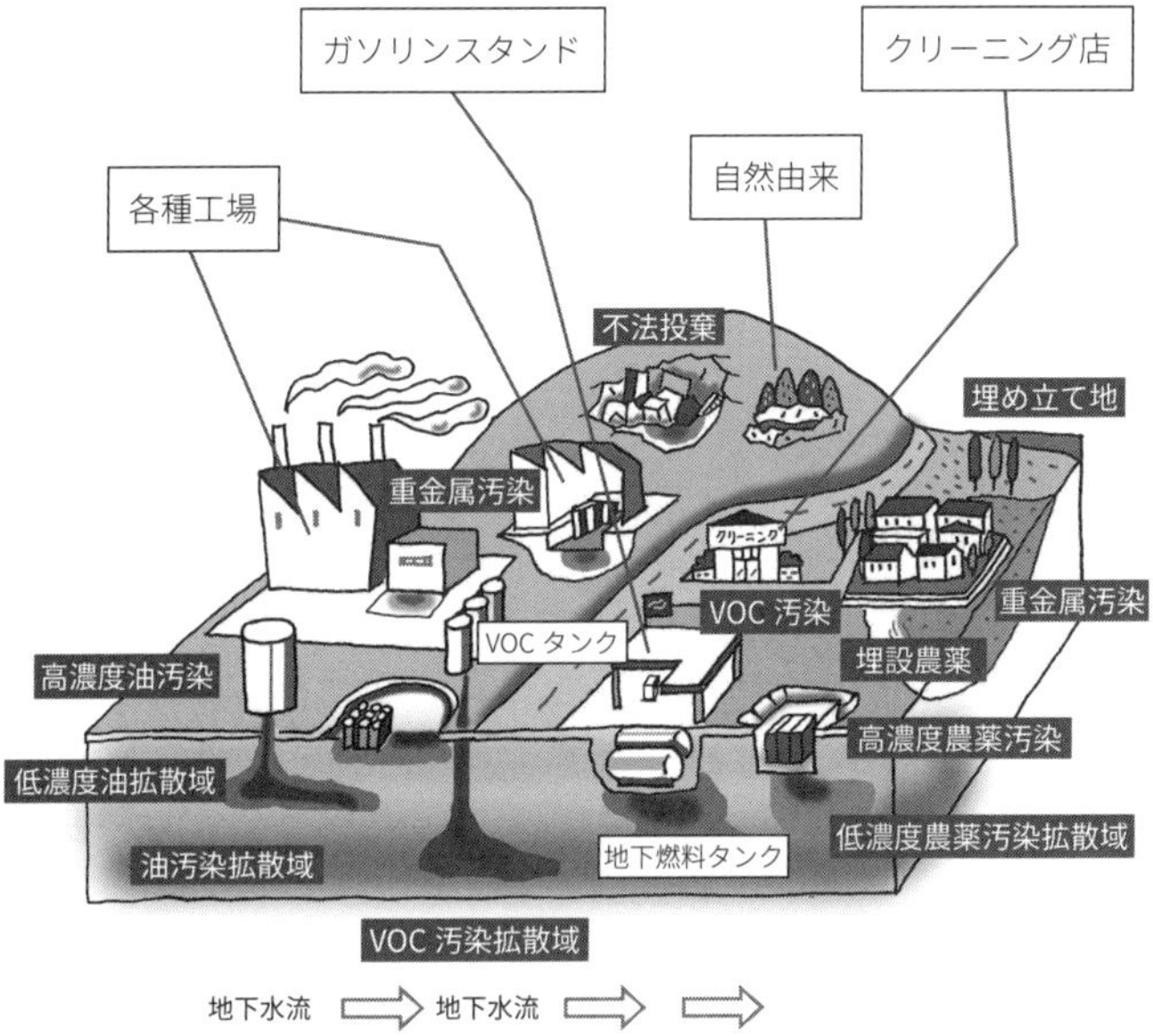

土壌汚染の影響

土の中には無数の微生物たちがいて、それによって豊かな土となる。土の栄養とはつまり野菜の栄養である。

しかし、残留農薬や工場排水、家庭排水の影響、ダイオキシン、酸性雨などの蓄積によって、有害物質が残るだけでなく、土の中の微生物たちが生きていけない環境になっている。その土地で育った野菜は、ビタミンやミネラルが圧倒的に少ない。

15　住環境での有害物質

多くの人は、１日の中で家にいる時間がいちばん長いといいます。特に専業主婦や幼児は１日中いることが多く、また、子どもや老人なども、１日の半分以上を自宅で過ごすことから、住環境にある有害物質の体への影響も出やすくなります。

新築の家や新しい家具などで気分が悪くなることがありますが、ひどくなると化学物質過敏症といわれ、あらゆる化学物質に過敏になります。

それらでよく知られているのはホルムアルデヒドですが、それ以外にも多くの化学物質が使われています。ネオニコチノイド系の薬剤がシロアリ駆除、夏の虫よけ、害虫予防の商品にも含まれており、また、カビも要注意です。

住環境に潜む有害物質

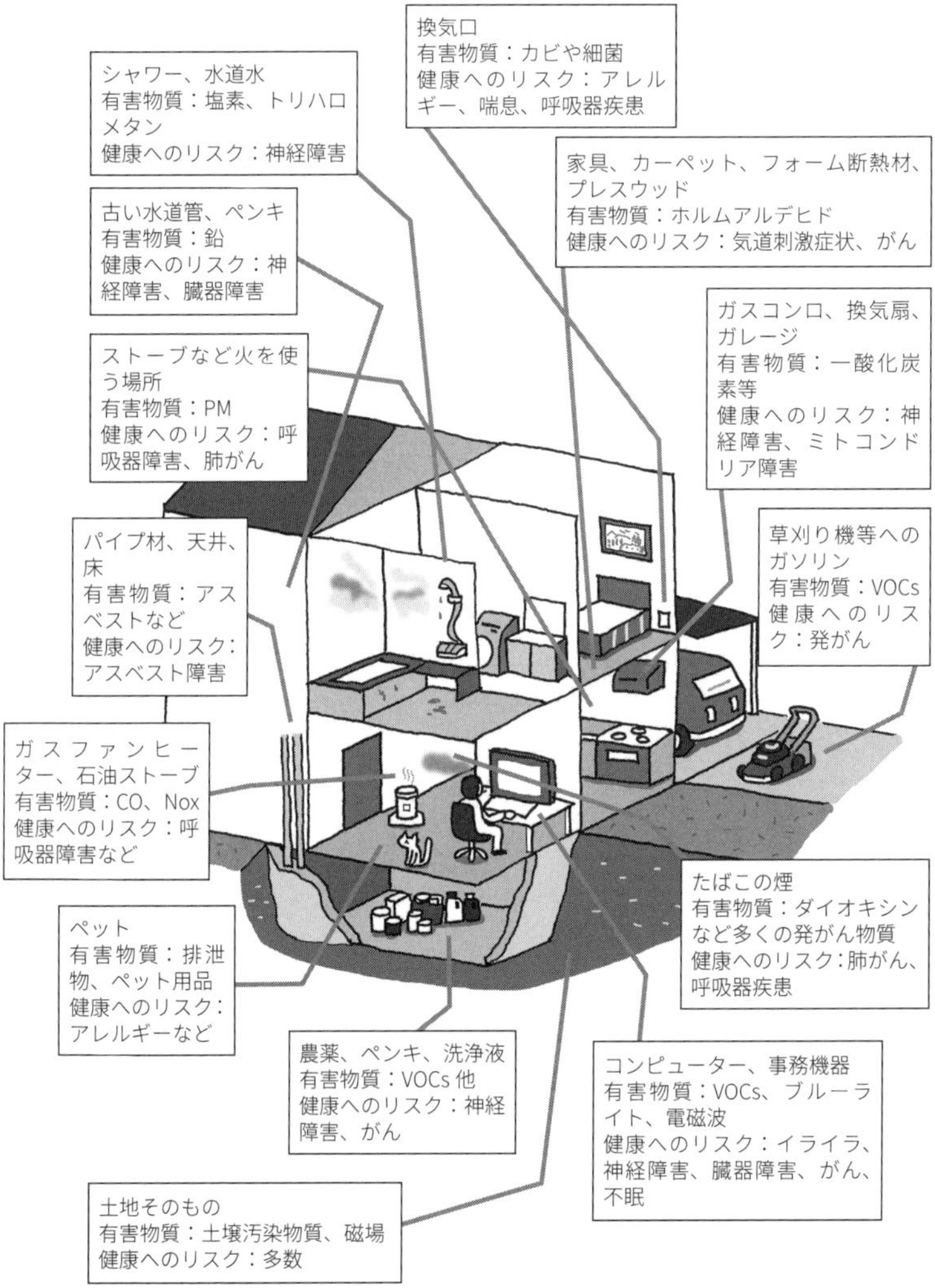
換気口
有害物質：カビや細菌
健康へのリスク：アレルギー、喘息、呼吸器疾患
シャワー、水道水
有害物質：塩素、トリハロメタン
健康へのリスク：神経障害
家具、カーペット、フォーム断熱材、プレスウッド
有害物質：ホルムアルデヒド
健康へのリスク：気道刺激症状、がん
古い水道管、ペンキ
有害物質：鉛
健康へのリスク：神経障害、臓器障害
ガスコンロ、換気扇、ガレージ
有害物質：一酸化炭素等
健康へのリスク：神経障害、ミトコンドリア障害
ストーブなど火を使う場所
有害物質：PM
健康へのリスク：呼吸器障害、肺がん
草刈り機等へのガソリン
有害物質：VOCs
健康へのリスク：発がん
パイプ材、天井、床
有害物質：アスベストなど
健康へのリスク：アスベスト障害
ガスファンヒーター、石油ストーブ
有害物質：CO、Nox
健康へのリスク：呼吸器障害など
たばこの煙
有害物質：ダイオキシンなど多くの発がん物質
健康へのリスク：肺がん、呼吸器疾患
ペット
有害物質：排泄物、ペット用品
健康へのリスク：アレルギーなど
農薬、ペンキ、洗浄液
有害物質：VOCs 他
健康へのリスク：神経障害、がん
コンピューター、事務機器
有害物質：VOCs、ブルーライト、電磁波
健康へのリスク：イライラ、神経障害、臓器障害、がん、不眠
土地そのもの
有害物質：土壌汚染物質、磁場
健康へのリスク：多数

16 ワクチン

ワクチンの機序や効果を否定しているわけでも、是非を説いているわけでもありません。ワクチンに含まれている有害物質が問題なのです。

その有害物質を体の外に出す能力のない人が接種をすると副作用が出る場合があるということを、ここで詳述したいと思います。

●ワクチンに含まれる有害物質

ワクチンには、その病原（病気を起こすウイルスや細菌のこと）や抗原（体に入ってきた異物のことで、抗体などを作り出す物質）が入っているだけではありません。多くのアジュバント（抗原性補強剤）という、一緒に入れることで抗原性を増強し、免疫を活性化する物質が含まれています。

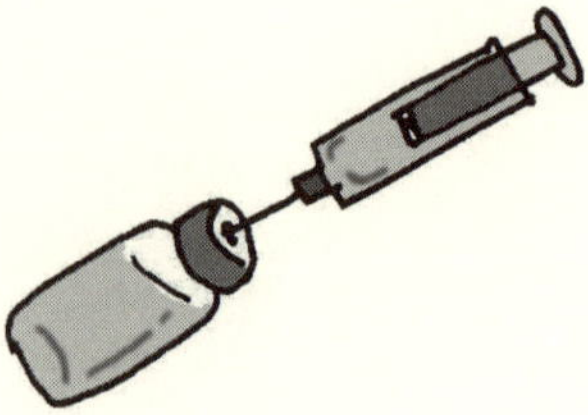

通常のウイルス感染では、十分な量の抗原が入るため、自然獲得免疫もしっかり反応して、抗体が十分できます。しかしワクチンは、その量の抗原を入れることができない、もしくは、そのものでないもの（例えば、ある病原体の一部の成分）が入るために、体の免疫を活性化するために十分な抗体をつくろうとして異物を入れるのです。

ワクチンには、アルミニウムのほかに、病原を繁殖させないための保存料としてチメロサールという有機水銀が含まれています。また、ホルムアルデヒド、牛の血清、ポリソルベート80、グルタルアルデヒド、カナマイシン硫酸塩やさまざまなメディウム（細胞や菌を増やすときに使う培液で成長因子やタンパク質、糖質などが入っている）なども含まれているのです。

ワクチンは、たった一つの種類の抗体をつくるために、たくさんの異種タンパク質（プロテーム）や有害物質を取り込んでいます。その数は、小学校入学前に接種するものだけでも数万の物質に及ぶ可能性もあるのです。

不要なものをきちんと除去でき、必要な抗体をつくってくれる力をもっていれば問題は起こりません。しかし、免疫応答が未熟な乳幼児や、すでに体から解毒ができなくなっている人、免疫異常をもっていたり、アレルギーのある人には、本来起こってほしくない反応が起こってしまうのです。

ウイルスなどへの抗体をつくるという本来求められるワクチンの効果が薄くなり、結局感染の予防にならず、ＩＮＦαなどが増え、体への負荷がかかってしまい、神経障害、感染、炎症などのトラブルを引き起こします。ヘルパーT2がT1に比べて増え、アレルギーや自己免疫疾患を引き起こしてしまいます。

●ワクチンは化学物質のスープ

ワクチンのアジュバントとして使われているアルミニウムは、空気中や土壌に含まれる通常の形ではなく、ナノ粒子化しているため、細胞膜も簡単に通します。つまり、脳脊髄関門を簡単に通過し、脳へ届き、脳の炎症などを引き起こすのです。脳神経系への影響が強いのはそのためです。

また、かつてワクチンに含まれていた水銀は、有害性が唱えられて徐々に減量されるようになりました。そして、水銀に代わってアルミニウムの量が増えています。水銀、アルミニウムともに脳神経障害が報告されていますが、じつは、この二つの重金属の組み合わせは、より相乗的に人体への有害性を強くすることがわかっています。さまざまなアジュバントが入ることで化学物質のスープになっているのです。

HBVワクチンや追加接種のジフテリア破傷風混合トキソイド、インフルエンザワクチンにはチメロサールが含まれています。一時、ワクチン中の水銀が有害であると騒がれて、チメロサールが含まれていないワクチンが推奨され、私も前著『子どもの病気は食事で治す』（評言社）では「チメロサールを使っていないワクチンを選ぶように」と記述していました。しかし、チメロサールの量を減らすために、アルミニウムの含有率が高くなりました。チメロサールと同様に静菌作用があり、アジュバントとしての効果があるからです。その結果、チメロサールを減らしたメリットよりも、副作用が圧倒的に増えていきました。

3種混合MMR（百日咳、ジフテリア、破傷風）ワクチンにもチメロサールが含まれていましたが、2012年以降4種混合（3種にポリオが加わったもの）ワクチンに代わっています。同時に打つ種類が増えたのです。

ワクチンは、口から摂取するものと違って強い作用があります。例えば、ゼラチンは口から摂れば消化酵素により分解され、不必要なものは排泄されますが、注射で直接血液中に入ると強い炎症を引き起こすことがわかっています。

アジュバントの種類が多ければ多いほど、量が多ければ多いほど問題です。

ピーナッツ、ラテックス、ハチアレルギーなど、命にかかわるアレルギー体質は、これらのアジュバントによる可能性もあります。さらに種類や数、その組合せが増えると、どんな反応が起こるのかわかっていないのです。

●子宮頸がんワクチンと副作用

最近、問題となっている「子宮頸がんワクチン」についてここで触れておきたいと思います。

このワクチンは、添加物が特に多く、アルミニウム（ある商品では220μgともいわれている）、ホルムアルデヒド、グルタルアルデヒド、ポリスルベート80、硫酸ネオマイシン、ポリミキシンB、メディウム（カゼインも含む）などが含まれます。

堀田らの報告[77]によると、41名の子宮頸がんワクチンの副作用症状で来院した患者さんの症状は表のようになっていました。ただし、調査をしたクリニックはワクチンの専門外来を行っているわけではありません。ワクチン接種後の副作用で、症状が軽度の人や、何らかの症状が出ていてもそれをワクチンと結びつけていない人がどれだけいるかは不明です。国内での副作用すべてを把握する

子宮頸がんワクチンの副作用症状

頭痛	97.6%	腹痛・下痢	65.9%
全身倦怠感	95.1%	全身痛	61.0%
睡眠障害	87.8%	関節痛	58.5%
上背部痛・重苦感	85.3%	発熱	54.3%
羞明	80.1%	咽頭痛・咽頭違和感	46.3%
月経異常	78.0%	むずむず脚	31.4%
めまい	75.6%	咳	29.2%
吐き気	75.6%	不随意運動	26.8%
記憶力・集中力低下	68.3%	意識障害	24.3%
耳鳴り	68.3%	不登校	82.3%

ことは、事実上困難です。

一方、ワクチンのがん予防効果を示している論文(78)もあります。しかし、これら論文には問題点も指摘されています。まず、通常ワクチンを打って予防できたかを判断するのに、コントロール群としてワクチンを打たない群を設けます。そのとき、コントロール群には生理食塩水などの無害なものを打つものですが、90％のアルミニウムを打っているのです。また、この研究は4年で終了して、がん前段階へ進展しなかったと結論づけているのですが、実際にがんになったかどうかの追跡はされていません。

私のクリニックに何度も意識消失発作で倒れている高校生が来ました。中学3年生ころから意識消失するようになり、頭痛、吐き気、体の痛みがあると訴えましたが、どの病院でも原因がわからず、精神的な問題だとされ、多くの向精神薬が処方されていました。小学5年生からピルを使用し、そのころからアレルギー反応などがかなり強かったのに、中学2年生時に2回子宮頸がんワクチンを接種していました。その数か月後から意識消失発作が出現し、年々ひどくなっていたのですが、当院に来るまでは、誰もワクチンとの関係に気がついていませんでした。

子宮頸がんワクチンを接種しているその多くは少女たちです。その副作用で学校に行けなくなっていて、それを精神疾患のせいにされている子がたくさんいるのです。

●本当に必要なワクチンかを見極める

新生児や乳幼児には、異物を除去する力、正しい免疫応答ができる能力がありません。３歳まではワクチンに対する免疫応答の発達ができていないので、できればワクチンの接種を避けたほうがいいと思います。

ＨＢＶワクチンは生後すぐから接種が推奨されていますが、含まれるアジュバントや水銀（チメロサール）のダメージのリスクが想像できます。アルミニウムも含まれています。また、ＨＢＶワクチンは肝障害を避けるためのものなのですが、ワクチン自体で肝障害が報告されています[79]。日本では任意ですが、２０１６年10月から定期接種となりました。新生児の未熟な状態でこれら有害物質が入るのは極めて危険であり、母親がＢ型肝炎でない場合はワクチン接種を避けても問題ないと思います。また、遺伝的に排泄能力のない可能性が高い場合は避けたほうがいいでしょう。体に炎症があったり、便秘や体調が悪いときには打たないようにしましょう。

また、ＭＭＲワクチン（混合ワクチンのためアジュバントの量や種類が多くなる）、ＨＢＶワクチン（生後間もなく接種することで未熟な宿主に投与する問題）については、自閉症やＡＤＨＤとの関連の報告があり、逆に関連がないとする報告も多くあります。そのほかの副作用に対してもそうです。これらはきちんと事実を確認していかなければなりません。

専門的な情報の源は有名な医学雑誌での報告ですが、これらの雑誌のスポンサーの多くは製薬会社です。例えば、ワクチンの被害に関する研究レポートがスポンサーに不利になるようなものは、リジェクト（却下）され、掲載されません。また、研究自体に利害関係がある場合、ワクチンに不利な結果が出たら、発表しないこともあるということを知っておいていただきたいと思います。

さらに、効果が実証されていないインフルエンザワクチンや、前出の子宮頸がんワクチンのように、添加物の種類、量がかなり多いものに関しては接種を避けるべきです。

数十年前には5種類前後だったワクチンが、今では10種類以上の接種が推奨されています。そのため、スケジュールがさらに密になり、体調が悪くても無理に打つことが増え、同時に数種類を打つことも当たり前になっています。これらはとても危険です。

自然な状態で感染したときにはしっかりと抗体ができて一生感染しないのと対照的に、水疱瘡のワクチンや風疹のワクチンを打つと、短期的には効果のある感染予防も、大人になって抗体が低下してワクチンの効果が消えてしまった場合、ちょうど妊娠する頃や成人して感染してしまう場合があります。

最近、若者の間に流行した風疹は、20歳前後の若者があわてて追加ワクチンを打たなければならない事態になり、ニュースにもなりました。水疱瘡も子ども時代に比べて大きくなって感染した場合のほうが重症化しやすいし、さらに帯状疱疹のリスクも上がると報告されています。子どものときに自然にかかれば1週間そこそこ湿疹や熱が出て、学校を休む程度の軽症の感染症が、大人に

ワクチンを避けるべき人の家族歴(82)

がん	前立腺がん、乳がん、非ホジキンリンパ腫、慢性リンパ球性白血病、膀胱がん、腎がん、大腸直腸がん、卵巣がん
自己免疫疾患	ループス、クローン病、橋本病、多発性筋炎、シェーグレン症候群、ベーチェット病、原発性胆管硬化症
中枢神経系疾患	線維筋痛症、慢性疲労症候群、自閉症、多発性硬化症、パーキンソン、ALS

なり、肺炎、無精子症、胎児奇形、帯状疱疹など重症化してしまう可能性があるのです。(80) 帯状疱疹の発症率の上昇は、水疱瘡のワクチンの接種率と関連するとの報告もあります。(81)

アメリカの小児科医ポール・トーマス(Paul Thomas)が最小限のワクチン接種時期を考慮し、リスクの高い子には避けるなどを実際に行って、およそ1000人以上の子たちの調査をしたところ、自閉症発症児が1人も出ませんでした。一方、しっかり推奨されているワクチンを打った(アメリカのプログラムはワクチンの数、量もかなり多い)群は900人のうち15人が自閉症スペクトラムを発症しました。つまり、60人に1人ということです。

本当に必要性のあるワクチンとそうでないものを見極め、私たちの体そのものをこれらの副作用が起こりにくいものにしなければなりません。正しい食事、運動、睡眠、有害物質をためない、そして、解毒を心がけ、副作用などを排除する方法を模索することも大切です。

17　化粧品・パーソナルケア製品

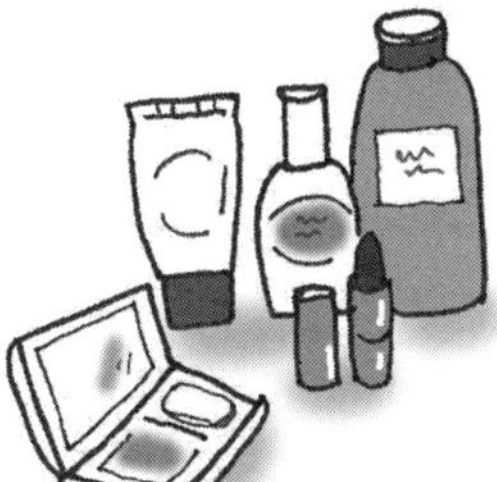

ホルモンかく乱物質や有害金属などでも一部扱いましたが、ここでは、化粧品・パーソナルケア製品を一つの項目として見ていきたいと思います。

美容や清潔、皮膚トラブルの防止など、さまざまな目的で皮膚につける製品があります。化粧品、日焼け止め、シャンプー・コンディショナー、ネイルケア製品、香水、ヘアケア製品などです。これらの製品にも多くの有害物質が含まれているのです。

以下に主な製品の特徴をまとめていますが、このほかにも多くの化学物質が使われており、それらを合成界面活性剤と同時に使ったり、ナノ化して小さくすることで皮下に浸透しやすくしたものもあります。これらも吸入してしまうと体内に取り込まれやすくなります。製造過程でのダイオキシンなどにも注意しなければなりません。

① pH 調整剤（トリエタノールアミン、ジエタノールアミン）

内分泌かく乱物質。多くの物質が入ると、pHのバランスが崩れるため、pHを調整するために使用する。防腐剤や保存料としての役目も果たす。

②合成界面活性剤（ラウリル硫酸ナトリウム、ラウレス硫酸ナトリウム、サルコシン）

肌の奥深くに浸透させるなどの目的や、油と水溶性のものを混ぜるために使用する。皮膚を刺激し、タンパクを壊し、皮膚のコラーゲンにダメージを与える。脱毛や発がんとの関連が指摘されている。皮脂を溶かし、皮膚のバリア機能を失わせることにより、ほかに含まれる多くの要素を皮下に届けることになる。

③保湿剤や乳化剤（プロピレングリコール、ポリエチレングリコール）

石油化学製品で、炎症を引き起こし、皮膚を刺激し、発がんとの関連も示唆されている。

④防腐剤（パラベン、DMDM ヒダントイン、ブロノポール、ジアゾリジニルウレア、イミダゾリジニルウレア、クオタニウム、BHT や BHA などのブチレン系）

内分泌かく乱物質。パラベンは多くの製品に抗菌剤として使われ、多くの毒性や炎症の報告がある。

DMDMヒダントインなどはホルムアルデヒドと同じようなもので、発がんや発疹の原因といわれる。

クオタニウムは、防腐剤として使われる以外に肌を整える目的にも使われ、ホルムアルデヒドを分泌させる。

⑤角質柔軟剤（尿素）

水となじむため保湿効果が高いとして使われる。タンパク変性剤の一つでもある。分解するとアンモニアをつくるので、皮膚を刺激し、炎症の原因ともなる。

⑥増粘剤(乳化剤としても)(アクリル酸、メチルアクリル酸)

皮膚毒性があり、炎症の原因となる。

⑦乳化剤（PEG；ポリエチレングリコール）

クリーム状にする目的で多くの化粧品に含まれる。石油化学製品で、ダイオキシンやエチレンオキサイドを発生させ、発がん性や高い残留性がある。

⑧ミネラルオイル

石油化学製品で、パラフィンワックスや液状、POSHなどさまざまな形態で入っている。毒性としては、皮膚刺激、皮膚孔をふさぐなどがある。

⑨殺菌・除菌剤（トリクロサン、アルコール）香料

内分泌かく乱物質。毒性、炎症性、発がん性が指摘されている。

⑩パルミチン酸レチニル（ビタミンAのエステル化）

ビタミンAの皮膚に対する効果があるとされる。これを人工的に加工してエステル化したものは、炎症や発がん性があるといわれている。

⑪有害金属（重金属・アンチモン、ヒ素、カドミウム、クロム、コバルト、水銀、ニッケル、鉛、軽金属・アルミニウム）

禁止されているが、化粧品に含まれている可能性がある。有害金属の項を参照。

⑫着色料（タール色素）

多くに発がん性があるといわれている。特に口紅に使われる赤色202号は口唇炎やアレルギーを起こしやすく、アゾ色素系にはアレルギー反応を起こすことがある。青色1号、黄色4号、204号は発がん性が報告されている。着色料、発色剤の項を参照。

⑬吸着剤や皮膚保護剤

TALK（滑石）ともいい、主にケイ酸マグネシウムや時にケイ酸アルミニウムを含む。化粧品やスクラブ剤に使われる。

医療用手袋に付いているパウダー（コーンスターチ）には、肉芽腫や術後癒着の形成リスク、アレルギー誘発がFDAから指摘され、日本でも2016年に厚生労働省から通達があり、2018年末までにパウダーフリーへの切り替えを指導している。

その他、腎障害や吸入により肺刺激や発がんの可能性がある。胃薬にも使われるが、摂りすぎると認知症を引き起こす可能性などがあり、注意が必要。

⑭コーティング剤（シリコン、ジメチコン、ジメチコンコポリオール、シクロメチコン）

シャンプーなどで髪を滑らかにコーティングするために使われる。合成界面活性剤とともに使われることによって体内に取り込まれた場合、抜け毛、若白髪、貧血、肝障害、膠原病や免疫反応の異常を起こす。シリコンは、以前は豊胸手術に入れていたが、破れて体内に入ると重篤な自己免疫疾患やがんを発症する可能性が指摘され、今ではほとんど使われていない。

⑮カラー剤

多くのホームカラー剤には皮膚刺激が認められる。特にジアミンは接触性皮膚炎、がん、胃障害などが指摘されている。今はノンジアミンをうたった商品もみるようになった。

⑯その他

その他、発色剤（アミノフェノール）、防腐剤（レゾルシン）、脱水剤（過酸化水素水）などに毒性が強いといわれている。

●包装やボトルにも含まれる有害物質

化粧品、シャンプーやリンスなど自体に含まれているもの以外に、化粧品などの包装やボトルなどで多く見られるのがＢＰＡやフタル酸です。これらの化学物質は化粧品自体にも入っています。ネイルケア製品、リップの香料などフレグランスとされるものなどです。これも別項を参考にしてください。

また、塩素の項でも書いたように、多くの外用品が経皮的に、あるいはスプレーなどで吸入して体内に入っていきますので、局所だけの問題でなく、体内への影響を考えなくてはいけません。化学物質の含まれていないもの、瓶入りなどをできるだけ選んで使うようにしましょう。

スキンケア製品には多くの抗菌作用のものがありますが、それにより、皮膚の常在菌のインバランスが起き、また常在菌の多様性が失われ、皮膚トラブルや脳の炎症により認知症やアルツハイマーが起こるなどの報告もあります。

皮膚のトラブルは内臓から

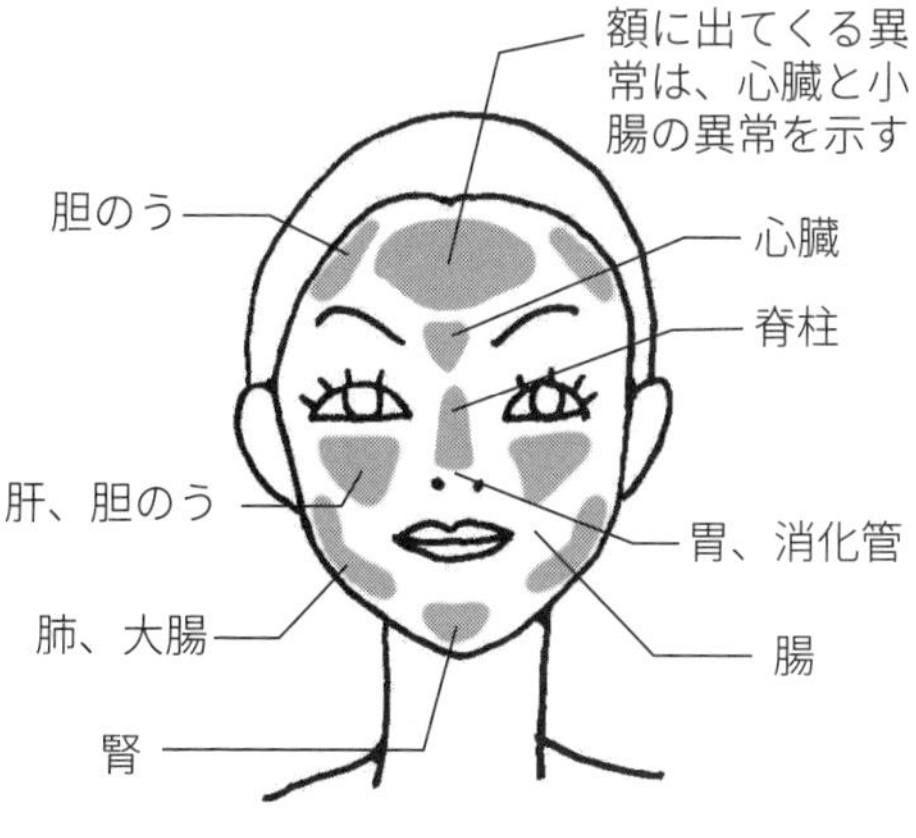

皮膚のトラブルは必ずしも皮膚の問題からだけではありません。多くは内臓のトラブルからも生じています。体内の炎症が皮膚に出てきているのです[54]。

内臓を整えることで、外から何もしなくてもきれいになることがあります。食生活や生活スタイル（特に睡眠や入浴）などにも心を配りましょう。

●口腔や目のケア製品にも注意

口腔ケア（マウスウォッシュ、歯磨き粉、デンタルフロス、コーティング）に関しても同様に、トリクロサンや着色料、香料、合成界面活性剤、フッ素、アルミニウムなどの問題があります。歯肉のダメージは多くの病気を呼び起こします。

目のケア製品にも注意が必要です。コンタクトレンズ洗浄液や目薬など多くの静菌・殺菌効果のために、水銀やアルミニウムなどが使用されていることがあります。

石鹸歯磨き粉、オゾンジェル、海塩や重曹、エッセンシャルオイル（精油）（※アロマオイルは、自然のもの以外でも表示に使えるので要注意です。使うならエッセンシャルオイルもしくは精油と表示されているものにしましょう）、ハーブ、ノンワックスのフロスなど多くの代替品があります。

自分でシャンプー、リンス、ローション、石鹸、芳香剤、保湿剤などをつくることもできます。体に害のないものを使用していきましょう。

あとがき

みなさんは、この本を読んでどのように感じられたでしょうか。

こんなに有害物質にさらされているんだとげんなりされた方、もう今さらと思って諦めに近い思いになった方、大変だと不安や恐怖感をもたれた方もいるかもしれません。

そうです。今この社会で生きている限り、「毒」を完全に排除することは不可能です。

でも、みなさんを不安にさせるために、この本を書いたのではありません。

今、多くの原因不明の不調を抱えている人や、数十年前にはまれだった病気が増えています。

そして、その不調を何とか改善したくて、多くの情報を探して集めます。

今は、デトックスについての知識や解毒方法の情報、有害物質についての情報がネットで簡単に手に入ります。しかし、そこから得た情報、知識は正しいものなのでしょうか。

間違った情報に惑わされて不安になったり、すべての「毒」を避けようとしたり、無理に排泄させようとしてかえって体調を崩す人がいます。私はそういうことをやめてほしかったのです。

例えば、身の周りの「毒」を一つでもなくすことで、体の負担を減らすことができます。そして、私たちには「排泄する力」が備わっているのです。その力を最大限に活かしていく方法もあるのです。それを知ること、正しい知識を知ることこそが大切なのです。

正しい知識、対処方法を知ることで、私たちの健康や健康不安はずいぶん変わります。また、正しい情報や知識を意識して生活するだけでも自然と入ってくる「毒」を減らすことができます。

タイトルについても触れておきたいと思います。「9割」という言葉に驚かれたり、おおげさだと思われた方がいるかもしれません。でも、これには科学的な根拠があります。

私たちの体をとりまいている遺伝子に、私たち自身のものはたった1割しかありません。残りの9割は腸内細菌や口や皮膚に存在する常在菌や微生物のもっている遺伝子なのです。

私たちは自分だけで生きているのではないということです。それらは多くの代謝物をつくり、ビタミンやミネラルを供給し、有害物質の排泄の手伝いをしてくれます。

「病気になる・ならないは遺伝子によって決まる」と考えた多くの科学者、医師たちによって、遺伝子の解析がすすめられてきました。しかし、技術の進歩で遺伝子配列がわかってきても、病気が減ることは一向にありませんでした。

なぜなら、病気の原因はもともとの遺伝子異常よりも、実際にその遺伝子がどのように働くかを左右する周りの環境にあったからです。栄養状態、汚染度合い、炎症、ストレスなどが複雑に絡み合った環境因子が、病気の9割に関連するのだということが近年わかってきたのです。

私たちが生きていくためには食べものが必要です。野菜が育つのは健康な土があるからです。肉や魚も餌となる草や虫、きれいな水が必要です。いい土には多様な微生物がいます。これらの微生物が土を健康にし、農作物や牧草、多くの虫たちが育つのです。そして、私たちはそれらから栄養をいただいています。

しかし、多くの有害物質が混ざることで、土がやせ、微生物が減り、土壌が汚染され、汚染されたところを通った水や汚れた土が流れ込んだ川や海、結局、私たちの口に入ってくるものが変質していくのです。

高齢者やある程度の年齢の方は、「もう今さら気をつけても…」と思っているかもしれません。しかし、これらの有害物質は長年、何世代にもわたり、土を変え、水を変え、空気を変え、私たちの遺伝子の表現型をも変えていくのです。

自分はよくても、子どもたち、孫たちはどうですか。健康で幸せでいてもらいたいですよね。子どもたちの笑顔を守れるのは、私たちの一つひとつの行動の積み重ねなのです。

私たちは一人では生きていけません。人間だけでなく、多くの動物、微生物、植物から生かされています。そして、それを侵すのも守るのも人間なのです。

こういう事実を一つでも二つでも知っていただくこと、興味をもっていただくことが、この本を書いた目的です。

生きていくうえで、便利さ、快適さはあってもいいものです。ただ、その快適さに溺れて、安易に有害物質にまみれた食品や生活用品に手を出していませんか――不便さも楽しみながら、自分のため、子どものため、社会のために少しでも役に立てればいいのだと思います。そのバランスを上手にとることが重要なのです。

自分だけのためにであってもかまいません。きっと、それが巡り巡って他の人のためにもなるはずです。むずかしく考えなくても、ちょっと知っておくだけでも、高いお金を出さなくても、健康な生活を送るためにはいろいろな方法があることを知っていただけたら幸いです。

２０１７年秋

内山 葉子

《文 献》

1 Welshons WV, Thayer KA, Judy BM et al. Large effects small exposure. I. Mechanisms for endocrine-disrupting chemicals with estrogenic activity. *Environ Health Perspect*. 2003, 111: 994-1006

2 Kishi R, Sasaki S, Yoshioka E, et al. Cohort profile: the Hokkaido study on environment and children's health in Japan. *Int J Epidemiol*. 2011, 40: 611-618

3 IAH AC Introduction of Homotoxicology.

4 Braimah T, Sasaki S, Yila T, et al. Effect of prenatal environmental tobacco smoke exposure on infant birth size. The American Public Health Association (APHA) 139th Annual Meeting Exposition. Washington DC, 2011

5 Mnif W Hassine AI, Bouaziz A, et al. Effect of endocrine disruptor pedsticides: a review. *Int J Environ Res Public Health*. 2011, 8: 2265-2303

6 Gioiosa L, Parmigiani S, Vom Saal FS, Palanza P. The effects of bisphenol A on emotional behavior depend upon the timing of exposure, age and gender in mice. *Horm Behav*. 2013, 63: 598-605

7 The Prague Declaration on Endocrine Disruption-126 Signatories. Meeting for international group of scientists convened in Prague May1-12, 2005

8 BretonJ, Massart S, Vandamme P, et al. Ecotoxicology inside the gut: impact of heavy metals on the mouse microbiome. *BMC Pharmacol Toxicol*. 2013, 14: 62

9 Microbiome/Environment interactions. National Institute of Environmental Health Sciences Division of Extramural Research and Training Cellular, Organs and Systems Pathobiology Branch. NATIONAL ADVISORY ENVIRONMENTAL HEALTH SCIENCES COUNCIL

10 Samsel A, Stephanie S.: Glyphosate's Suppression of Cytochrome 450 Enzymes and Amino Acid Biosynthesis by the Gut Microbiome. Pathways to Modern Diseases. *Entoropy*. 2013, 15: 1416-1463

11 Genuis SJ. The chemical erosion of human health: adverse environmental exposure and in-utero pollution-determinants of congenital disorders and chronic disease. *J perin Med*. 2006, 34: 185-195

12 Sarizi-Puttini P, Atzeni F, Iaccarino L, Doria A. Environment and systemic lupus erythematosus: an overview. *Autoimmunity*. 2005, 38: 465-472

13 Denda M: Physical and chemical factors that improve epidermal permeability barrier homeostasis. In Atopic Dermatitis, ed by Esparza-Gordillo J. In tech,

↘

2012, 197-212
14 Denda M, Takei K, Denda S. How does epidermal pathology interact with mental state? *Med Hypothesis*. 2013, 80; 194-196
15 Zmrzljak UP, Rozman D. Circadian regulation of the hepatic endobiotic and xenobiotic detoxification pathways: the time matters. *Chem Res Toxicol*. 2012, 25: 811-824
16 Jeong HG, Kang MJ, Kim HG, et al. Role of intestinal microflora in xenobiotic-induced toxicity. *Mol Nutr Food Res*. 2013, 57: 84-99
17 Luyckx VA, Brenner BM. The clinical importance of nephron mass. *J Am Soc Nephrol*. 2010, 21: 898-910
18 坪井伸夫ら . 腎臓 . 2013, 36: 127
19 Neville KA, Pereira JK, Andrews PI, Walker JL. Transient reduction in the posterior pituitary bright signal preceding water intoxicatin in malnourished child. *J Pediatr Endocrinol Metab*. 2004, 17: 1245-1249
20 辻, 原ら : 人間ドック . 2007, 22, 55-60
21 Ogawa S, Takiguchi J, Nako K, et al. Elucidation of the etiology and characteristics of pink urine in young healthy subjects. *Clin Exp Nephrol*. 2015, 19: 822-829
22 Louveau A, Smirnov I, Keyes TJ, et al.: Structural and functional features of central nervous system lymphatic vessels. *Nature*. 2015, 523: 337-341
23 Yamanaka Y, Hashimoto S, Takasu NN, et al. Morning and evening physical exercise differentially regulate the autonomic nervous system during nocturnal sleep in humans. *Am J Physiol Regul Integr Comp Physiol*. 2015; 309: R1112-1121
24 Fucci N, De Glovanni N, Scarlatea S. Sweat testing in addicts under methadone treatment: an Italian experience. *Forensic Scl Int*. 2008, 174: 107-110
25 Henderson GL, WilsonBK. Excretion of methadone and metabolites in human sweat. *Res Commun Chem Pathol Pharmacol*. 1973, 5: 1-8
26 Vree TB, Muskens AT, van Rossum JM. Excretion of amphetamines in human sweat. *Arch Int Pharmacodyn Ther*. 1972, 199: 311-317
27 Ishiyama I, Nagai T, Nagai T, et al. The significance of drug analysis of sweat in respect to rapid screening for drug abuse. *Z Rechtsmed*. 1979, 82:251-256
28 Schnare DW, Ben M, Shiels MG.: Body burden reduction of PCBs, PBBs and chlorinated pesticides in human subjects. *Ambio*. 1984, 13: 378-380
29 Schnare DW, Denk G, Shields M, Brunton S.: Evaluation of a detoxification

regimen for fat stored xenobiotics. *Medical Hypothesis*. 1982, 9: 265-282

30 DeVilbiss EA, Gardner RM, Newschaffer CJ, Lee BK. Maternal folate status as a risk factor for autism spectrum disorders: a review of existing evidence. *Br J Nutr*. 2015, 114: 663-672

31 Sener EF, Oztop DB, Ozkul Y. MTHFR Gene C677T Polymorphism in Autism Spectrum Disorders. *Genet Res Int*. 2014, 698574

32 Zhao ZY, Liang L, Fan X, et al. The role of modified citrus pectin as an effective chelator of lead in children hospitalized with toxic lead levels. *Altem Thar Health Med*. 2008, 14: 34-38

33 Nesterenko VB, Nesterenko AV, Babenko VI, et al. Reducing the 137Cs-load in the organism of "Chernobyl" children with apple-pectin. *Swiss Med Wkly*. 2004, 134 : 24-27

34 Kaplan D, Christiaen D, Arad SM. Chelating Properties of Extracellular Polysaccharides from Chlorella spp. *Applied and Environ Micrology*. 1987, 53: 2953-2956

35 Zoghi A, Khosravi-Darani K, Sohrabvandi S. Surface binding of toxins and heavy metals by probiotics. *Mini-Rev Med Chem*. 2014, 14: 84-98

36 Schwalfenberg GK, Genuis SJ. Vitamin D, essential minerals, and toxic elements: exploring interactions between nutrients and toxicants in clinical medicine. *Scientific World Journal* 2015, 2015: 31895

37 Tiwari SK, Agarwal S, Tripathi A, Chaturvedi RK. Bisphenol-A mediated inhibition of hippocampal neurogenesis attenuated by curcumin via canonical wnt pathway. *Mol Neurobiol*. 2016, 53: 3010-3029

38 Rainey-Smith SR, Brown BM, Sohrabi HR, et al. Curcumin and cognition: a randamised, placebo-controlled, double-blind study of community-dwelling older adults. *Br J Nutr*. 2016, 115: 2106-2113

39 Zhang W, Chen C, Shi H, et al. Curcumin is a biologically active copper chelator with antitumor activity. *Phytomedicine*. 2016, 23: 1-8

40 Rusyniak DE, Arroyo A, Acciani J, et al. Heavy metal poisoning: management of intoxication and antidotes. *EXS*. 2010, 100: 365-395

41 Gamble MV, Liu X, Slavkovich V, et al. Folic acid supplementation lowers blood arsenic. *Am J Clin Nutr*. 2007, 86:1202-1209

42 Domingo JL, Gómez M, Llobet JM, Corbella J. Comparative effects of several chelating agents on the toxicity, distribution and excretion of aluminum. *Hum toxicol*. 1988, 7: 259-262

43 Testa C, Nuti F, Hayek J, et al. Di-(2-ethylhexyl) phthalate and autism

↘

spectrum disorders. *ANS Neuro*. 2012, 4: 223-229

44 Polańska K, Jurewicz J, Hanke W. Review of current evidence on the impact of pesticides, polychlorinated biphenyls and selected metals on attention deficit / hyperactivity disorder in children. *Int J Occup Med Environ Health*. 2013, 26: 16-38

45 Bouchard MF, Bellinger DC, Wright RO, Weisskopf MG. Attention-deficit/hyperactivity disorder and urinary metabolites of organophosphate pesticides. *Pediatrics*. 2010, 125: e1270-1277

46 Shelton JF, Geraghty EM, Tancredi DJ, et al. Neurodevelopmental disorders and prenatal residential proximity to agricultural pesticides: the CHARGE study. *Environ Health Perspect*. 2014, 122: 1103-1109

47 Eskenazi B, Kogut K, Huen K, et al. Organophosphate pesticide exposure, PON1, and neurodevelopment in school-age children from the CHAMACOS study. *Environ Res*. 2014, 134:149-157

48 Lerro CC, Koutros S, Andreotti G, et al. Organophosphate insecticide use and cancer incidence among spouses of pesticide applicators in the Agricultural Health Study. *Occup Environ Med*. 2015, 72: 736-744

49 Starling AP, Umbach DM, Kamel F, et al. Pesticide use and incident diabetes among wives of farmers in the Agricultural Health Study. *Occup Environ Med*. 2014, 71: 629-635

50 Christen V, Mittner F, Fent K. Molecular effects of neonicotinoids in honey bees (apis mellifera). *Environ Sci Technol*. 2016, 50: 4071-4081

51 Whitehorn PR, O'Connor S, Wackers FL, Goulson D. Neonicotinoid pesticide reduces bumble bee colony growth and queen production. *Science* 2012, 336: 351-352

52 Moffat C, Buckland ST, Samson AJ, et al.: Connolly CN. Neonicotinoids target distinct nicotinic acetylcholine receptors and neurons, leading to differential risks to bumblebees. *Sci Rep*. 2016, 6: 24764

53 Ray DE, Fry JR. A reassessment of the neurotoxicity of pyrethroid insecticides. *Pharmacol Ther*. 2006, 111: 174-193

54 Hunter J: Toxic Ingredients to avoid in skin toicals and why. American Academy of Anti-Aging Medicine Annual World Congress on Anti-Aging Medicince 2015 Dec

55 Syed AK, Ghosh S, Love NG, Boles BR. Triclosan promotes staphylococcus aureus nasal colonization. *MBio* 2014, 5: e01015.

56 Peckham S, Lowery D, Spencer S. Are fluoride levels in drinking water

associated with hypothyroidism prevalence in England? A large observational study of GP practice data and fluoride levels in drinking water. *J Epidemiol Community Health* 2015, 69: 619-624
57 Rea B. EMF Exposure: 30 years of experience at Environmental Health Center -Dallas. Environmental health symposium 2016
58 Avendaño C, Mata A, Sanchez Sarmiento CA, Doncel GF. Use of laptop computers connected to internet through Wi-Fi decreases human sperm motility and increases sperm DNA fragmentation. *Fertil Steril.* 2012, 97: 39-45.
59 Samsel A, Seneff S. Glyphosate, pathways to modern diseases II: Celiac sprue and gluten intolerance. *Interdiscip Toxicol.* 2013, 6: 159-184
60 Fraqherazzi G, Vilier A, Saes Sartorelli D, et al. Consumption of artificially and sugar-sweetened beverages and incident type 2 diabetes in the Etude Epidemiologique aupres des femmes de la Mutuelle Generale de l'Education Nationale-European Prospective Investigation into Cancer and Nutrition cohort. *Am J Clin Nutr* 2013, 97: 517-523
61 Suez J, Korem T, Zeevi D, et al. Artificial sweeteners induce glucose intolerance by altering the gut microbiota. *Nature.* 2014, 514: 181-186
62 Stegink LD, Filer LJ Jr, Baker GL. Plasma amino acid concentrations in normal adults fed meals with added monosodium L-glutamate and aspartame. *J Nutr.* 1983, 113: 1851-1860
63 Soffritti M, Belpoggi F, Manservigi M, et al. Aspartame administered in feed, beginning prenatally through life span, induces cancers of the liver and lung in male Swiss mice. *Am J Ind Med.* 2010, 53: 1197-1206
64 Schernhammer ES, Bertrand KA, Birmann BM, et al. Consumption of artificial sweetener-and sugar-containing soda and risk of lymphoma and leukemia in men and women. *Am J Clin Nutr.* 2012, 96: 1419-1428
65 Soffritti M, Belpoggi F, Degli Esposti D, et al. First experimental demonstration of the multipotential carcinogenic effects of aspartame administered in feed to Sprague-Dauley rats. *Environ Health Prospect.* 2006, 114: 379-385
66 Arunachalam C, Doohan FM. Trichothecene toxicity in eukaryotes: cellular and molecular mechanisms in plants and animals. *Toxicol Lett.* 2013, 217: 149-158
67 Kobylewski S, Jacobson MF. Toxicology of food dyes. *Int J Occup Environ Health.* 2012, 18: 220-246
68 Gambelunghe A, Sallsten G, Borné Y, et al. Low-level exposure to lead, blood

pressure, and hypertension in a population-based cohort. *Environ Res*. 2016, 149; 157-163

69 Lews AS: Organic versus inorganic arsenic in herbal kelp supplements. *Environ Health Perspect*. 2007, 115: A575

70 Rose M, Lewis J, Langford N, et al.: Arsenic in seaweed-forms, concentration and dietary exposure. *Food Chem Toxicol*. 2007, 45: 1263-1267

71 Wei Z, Song X, Shaikh ZA. Cadmium promotes the proliferation of triple-negative breast cancer cells through EGFR-mediated cell cycle regulation. *Toxicol Appl Pharmacol*. 2015, 289: 98-108

72 Ali I, Engström A, Vahter M, et al. Associations between cadmium exposure and circulation levels of sex hormones in postmenopausal women. *Environ Res*. 2014, 134: 265-269

73 Nie X, Wang N, Chen Y, et al. Blood cadmium in Chinese adults and its relationships with diabetes and obesity. *Environ Sci Pollut Res Int*. 2016, 23: 18714-18723

74 Bondy SC. Prolonged exposure to low levels of aluminum leads to changes associated with brain aging and neurodegeneration. *Toxicology*. 2014, 315: 1-7

75 VanDuyn N, Settivari R, LeVora J, et al. The metal transporter SMF-3/DMT-1 mediates aluminum-induced dopamine neuron degeneration. *J Neurochem*. 2013, 124: 147-157

76 Yashiro M, Muso E, Itoh-Ihara T, et al. Significantly high regional morbidity of MPO-ANCA–related angitis and/or nephritis with respiratory tract involvement after the 1995 great earthquake in Kobe (Japan). *Am J Kidney Dis*. 2000; 35: 889-895

77 堀田修.子宮頸がんワクチン副反応と上咽頭処置.日本病巣疾患研究会 2015

78 Skinner SR, Szarewski A, Romanowski B, et al. Efficacy, safety, and immunogenicity of the human papillomavirus 16/18 AS04-adjuvanted vaccine in women older than 25 years: 4-year interim follow-up of the phase 3, double-blind, randomised controlled VIVIANE study. *Lancet*. 2014, 384: 2213-2227

79 Hamza H, Cao J, Li X, et al. Hepatitis B vaccine induces apoptoic death in Hepa1-6 cells. *Apoptosis*. 2012, 17: 516-527

80 Welsby PD. Chickenpox, chickenpox vaccination, and shingles. *Postqrad Med J*. 2006, 82: 351-352

81 Goldman Gs. Universal varicella vaccination: efficacy trends and effect on herpes zoxter. *Int J Toxicol*. 2005, 24: 205-213.

82 Judy Mikovits. Assessment and Treatment of Vaccine Injury. SHICON 2016

◈著者プロフィール
内山 葉子（うちやま・ようこ）
関西医科大学卒業。大学病院・総合病院で腎臓内科・循環器・内分泌を専門に臨床・研究を行った後、福岡県北九州市で葉子クリニックを開設。現在、同クリニック院長。医学博士。総合内科専門医、腎臓内科専門医、ホメオパシー専門医。
自然医療や漢方・機能性食品などの補完・代替医療と西洋医学、こころのケアなどを統合的に行い、難治性の疾患の診療を日々行っている。2児の母親。著作に『子どもの病気は食事で治す』（評言社）、『パンと牛乳は今すぐやめなさい！』（マキノ出版）などがある。

• 葉子クリニック　https://yoko-clinic.net/index.html
TEL 093-651-0880

◈クリエイティブ・スタッフ
カバーデザイン：熊谷 有紗（オセロ）
イラストレーション：いなのべ いくこ

毒だらけ ── 病気の9割はデトックスで防げる！

2018年 1月20日 初版 第1刷 発行
2022年 8月10日 第3刷 発行

著　者　内山 葉子
発行者　安田 喜根
発行所　株式会社 評言社
東京都千代田区神田小川町 2-3-13
M&Cビル3F（〒101-0052）
TEL 03-5280-2550（代表）
https://hyogensha.co.jp
印 刷　㈱シナノパブリッシングプレス

ISBN978-4-8282-0593-9 C0077